AF452412

HYGIÈNE ET MORALE.

MANUEL DE SANTÉ

DE TOUTES LES CLASSES OUVRIÈRES;

MÉDECINE DES PAUVRES;

DICTIONNAIRE DES PREMIERS SOINS.

Strasbourg, imprimerie de Veuve Berger-Levrault.

HYGIÈNE ET MORALE.

MANUEL DE SANTÉ

DE TOUTES LES CLASSES OUVRIÈRES;

ORGANISATION DE LA MÉDECINE DES PAUVRES,

Mémoire qui a obtenu une médaille;

DICTIONNAIRE

DES PREMIERS SOINS DANS LES MALADIES ET LES ACCIDENTS;

Par G. GOGUEL, Pasteur.

Un esprit sain dans un corps sain. —
Un homme n'est pas pauvre, parce qu'il
n'a rien, mais parce qu'il ne travaille pas.
— Malade, il réclame prompte guérison.

VEUVE BERGER-LEVRAULT ET FILS, LIBRAIRES.

PARIS, | STRASBOURG,
RUE DES SAINTS-PÈRES, 8. | RUE DES JUIFS, 26.

1859.

A MESSIEURS

LES Drs OUSTALET ET A. DUVERNOY,

HOMMAGE D'ESTIME

De l'auteur.

Sainte-Suzanne (Doubs).

A MESSIEURS LES INDUSTRIELS

EN FAVEUR DE LEURS OUVRIERS.

CINQUIÈME LETTRE.

Depuis que nous avons eu l'honneur de vous écrire en juin 1854, il nous est venu à la pensée de réunir d'anciennes notes qui, bientôt, nous ont donné un manuscrit assez étendu pour notre but. Cette fois, nous ne venons pas vous rappeler qu'en Saxe 94 enfants sur 100 fréquentent les écoles; que la Prusse, en exécution d'une loi du 16 mai 1853, impose à tout industriel l'obligation de faire fréquenter une école pendant 3 heures par jour aux jeunes ouvriers âgés de moins de 16 ans; qu'ailleurs tout enfant ouvrier doit recevoir une instruction élémentaire et religieuse suffisante. Nous ne venons pas vous rappeler que si on laisse l'enfant

dans l'ignorance de son Créateur, de son
Sauveur, de ses devoirs ou de ses rapports
avec la société; que s'il s'élève et grandit dans
une atmosphère d'impiété, ou sous l'influence
de mauvais discours, de propos obscènes et
de funestes exemples, on peut attendre tôt
ou tard de son cœur et de sa main tout mé-
fait, rébellion, vol ou crime.

C'est un autre terrain que nous allons ex-
plorer, mais qui n'est point étranger à ceux
pour lesquels nous nous sommes permis de
nous intéresser auprès de vous.

Aujourd'hui, notre but est de nous occuper
de la *Santé* et de la *Moralité* des ouvriers de
tout âge. Vous savez à combien de maladies
ils se trouvent exposés, souvent par suite
d'imprudences, d'ignorance, de mauvais arrangement, et aussi d'inconduite, de pauvreté
et de misère. Leur retracer d'une manière
simple et vive tout ce qu'entraînent après
eux, d'un côté, certains manques de précautions pendant ou après le travail, de l'autre,
les écarts de régime et les excès; leur mon-

trer, sous des couleurs frappantes et vraies, les avantages du travail, de la tempérance, de l'épargne, et, plus loin, les maladies physiques et morales, la dégradation et le dépérissement inévitable des classes ouvrières par suite de l'ivrognerie et des vices qui marchent avec elle ; leur faire sentir tout ce que l'on doit aux pauvres souffrants et indiquer les premiers soins à donner dans les maladies et les accidents, en attendant le médecin, tels sont les sujets que nous avons traités dans ce Manuel, à l'usage des classes ouvrières, sujets pleins d'intérêt pour tout philanthrope qui agit sous l'influence du christianisme.

Qu'il nous soit permis de faire connaître que ce travail a été expédié en manuscrit à *Son Excellence le Ministre de l'Agriculture, du Commerce et des Travaux publics,* qui l'a communiqué au *Comité consultatif d'hygiène publique.* Ce corps savant *a déclaré que l'ouvrage dont il s'agit atteste de notre part un zèle ardent et de louables efforts pour l'amé-*

lioration du sort des classes ouvrières et la conservation de leur santé.

Par sa lettre du 26 décembre 1856, M. le Ministre *nous a remercié de la communication de ce travail, qui témoigne du zèle véritablement évangélique de son auteur.*

Nous vous adressons cette nouvelle lettre, Messieurs, dans l'espérance que vous favoriserez cette publication, en en gratifiant vos ouvriers et vos contre-maîtres. Nous avons voulu, en vue de vos établissements, que ce Manuel-Dictionnaire de santé fût mis, par l'éditeur, au plus bas prix possible, afin qu'il se répandît sans grand sacrifice, et qu'il allât porter de sages conseils, des principes moralisateurs, des directions utiles au milieu de vos ouvriers et au sein des campagnes.

Cet appel rencontrera des cœurs sympathiques, c'est l'espérance de votre tout dévoué

G. GOGUEL, Pasteur.

Sainte-Suzanne près Montbéliard (Doubs).

AVANT-PROPOS.

En publiant ce Manuel dégagé de considérations théoriques et de science médicale et chirurgicale proprement dite, comme aussi de toute note et de toute érudition, nous avons voulu rendre populaires les moyens de conserver la santé, ou les préceptes particuliers et généraux sur ce que l'on peut appeler l'art de se bien porter, de maintenir l'exercice libre et parfait des organes de notre corps, et l'harmonie qui doit exister entre eux.

A cet effet, il convenait de toucher à plusieurs questions qui regardent directement ceux à l'adresse desquels ce travail doit aller, ainsi que leur intéressante et nombreuse famille, puisqu'il ne suffit pas que les parents soient en santé, il faut encore que leurs enfants leur occasionnent, à cet égard, le moins de dépense et de perte de temps possible.

La salle d'asile et l'école primaire seront saines ; la salubrité de ces établissements ne doit rien laisser à désirer, et fera sans cesse l'objet de la sollicitude d'une bonne administration qui veille à tout ce qui concerne la santé publique. Nous montrerons, par des exemples frappants, les effets de l'air vicié, épais ou infect.

D'un autre côte, le logement de l'ouvrier, l'habitation du campagnard, les imprudences commises, nous occuperont aussi d'une manière spéciale, afin de chercher à prévenir certaines maladies plus ou moins graves et longues, ou d'en hâter la guérison.

Après avoir parlé des devoirs et de l'autorité du médecin, des devoirs de la famille envers les malades et des devoirs des malades eux-mêmes, des précautions et des soins que réclame la convalescence à l'issue de toute maladie, nous avons dû rendre attentif au charlatanisme, encore trop commun de nos jours, en signaler les dangers et même les horreurs par des exemples frappants et déplorables, et chercher ainsi à en préserver les gens trop crédules. Il convenait de rappeler les principales dispositions de nos lois sur cette matière, et tout cela nous a été d'autant plus permis, qu'on ne peut croire nos intérêts en jeu, puisque *nous ne sommes ni médecin ni pharmacien*.

Les mœurs de la famille ont dû, ensuite, occuper nécessairement une place importante dans cet écrit. On verra, d'une part, les avantages du travail, de la tempérance et de l'épargne, le bien-être, la santé, le bonheur qui en résultent ; de l'autre, les conséquences de l'inconduite, du libertinage, en particulier de l'ivrognerie ; les maladies, les misères et les crimes que ce vice engendre dans les familles et de là dans la société. Tout en mentionnant d'anciennes lois répressives de ce fléau de notre temps, nous avons dû insister sur la réforme des mœurs et présenter l'exemple de plusieurs pays. Cette pensée nous a été constamment présente, car il ne suffit pas de connaître les causes de la dégradation et du dépérissement des classes ouvrières, il faut chercher à y porter remède.

Après ces considérations et quelques autres qui nous ont été suggérées par le genre de vie ou certaines habitudes et l'exemple des parents, il nous a été facile de présenter des préceptes qui, appliqués à la vie commune, la rendent ou bien pénible, malheureuse et honteuse, ou bien exempte de perturbation soit dans le corps, soit dans l'esprit, dans la conscience ou le cœur. Ce chapitre est comme un résumé des précédents, sous forme d'aphorismes ou de principes conservateurs de la santé.

Nous avons placé à la fin un dictionnaire, renfermant quelques indications plus hygiéniques que médicales, qui pourront être utiles, surtout à la campagne. On y trouvera les causes et les caractères généraux ou les symptômes de certaines maladies assez communes et mentionnées, la plupart, dans ce Manuel; en outre, les premiers soins qu'elles réclament, de même que certains accidents, avant l'arrivée du médecin. Si soulager est beaucoup, guérir est bien davantage, c'est pourquoi il ne faut pas négliger les ressources et les secours de l'art, ce qu'explique un avertissement que nous avons placé en tête et à la fin de ce dictionnaire, nous appuyant sur cette expérience, que telle maladie très-simple à son début, peut devenir très-grave, si on néglige de la faire soigner par l'homme compétent, c'est-à-dire le médecin.

Ces divers objets touchant essentiellement à la famille du cultivateur et à celle de l'ouvrier en général, feront la matière de cet écrit, composé dans un but tout pratique, devant s'appliquer au premier besoin de l'homme, à sa santé, qui est le bien le plus précieux après celui du repos ou de la paix de la conscience.

Il est à désirer que l'hygiène devienne de plus en plus populaire, ou se répande dans les ménages, puisqu'elle consiste dans la connaissance des choses utiles et des choses nuisibles à l'homme, qu'elle a pour but ou fin la durée de la vie, la conservation de la santé, en faisant connaître les conditions et les moyens de la maintenir dans un bon état, de la préserver de toute atteinte ou altération, de la rendre aussi durable que la vie humaine le comporte de sa nature. Elle est l'art de prévenir les maladies, de soigner l'homme sain, pour qu'il ne perde pas sa santé.

En faisant donc suffisamment d'hygiène publique pour les masses et d'hygiène privée ou particulière pour les individus et les familles, notre travail, qui touchera sans cesse à la Morale chrétienne, tendra à développpr les principes suivants : la mission de l'*Hygiène*, d'accord avec la *Morale* et la *Religion*, est d'assurer à tout homme le bénéfice de son organisation, sa mesure primordiale de longévité ; elle lutte contre les influences matérielles qui tendent à la réduire ou à diminuer le nombre des jours de la vie ;

la Religion et la Morale combattent des influences d'un autre genre, mais aussi funestes à la conservation de l'individu et de l'espèce. Rien n'est plus à désirer, pour la santé du corps, que la conservation des facultés intellectuelles ou de l'âme.

Nous devons dire que nous avons lu des ouvrages de médecine et d'hygiène anciens et nouveaux, mais que nous avons, surtout, consulté nos souvenirs, nos visites pastorales depuis 25 ans, nos observations et nos notes, pour entreprendre ce travail, qui pourra être utile dans une foule de circonstances. Si ce livre de conseils et de directions fait le moindre bien au plus petit de nos frères, c'est tout ce que nous désirons en le publiant. C'est dans ce but unique que nous nous sommes présenté à un concours ouvert devant la Société académique de la Loire-Inférieure, en 1850. Il s'agissait de *Médecine des Pauvres*. Au milieu de nos occupations, nous avions perdu de vue notre Mémoire, lorsque, le 3 janvier 1851, une lettre vint nous annoncer que l'Académie de Nantes nous avait décerné une médaille. Comme ce travail a une foule de points de contact avec tout notre Manuel par son but pratique, nous avons pensé en intercaler une analyse, et rappeler nos démarches pour en faire goûter et appliquer les vues. La persévérance ne doit jamais manquer à l'homme qui marche sous l'empire de profondes convictions.

HYGIÈNE ET MORALE:

MANUEL DE SANTÉ.

CHAPITRE I.er

Les écoles de l'enfance au point de vue de la salubrité. — Devoirs des autorités, des instituteurs et des parents. — Bienfaits de la vaccine.

La question de l'assainissement de la demeure de l'ouvrier et du pauvre a éveillé la sollicitude de l'État et de plusieurs municipalités, surtout dans les grands centres de population où les maladies se développent rapidement, et peuvent amener une mortalité extraordinaire, comme on l'a vu aux époques de la dyssenterie et du choléra. Dans plusieurs villes, en particulier à Paris, à Lyon, à Rouen, on a nommé des commissions chargées de visiter les logements insalubres, et le Chef du gouvernement a fait construire des cités ouvrières. C'est avec le plus vif intérêt que nous avons visité, à deux reprises, celle de Mulhouse, due à quelques capitalistes encouragés par l'État.

Rien de plus louable et de plus utile que tout ce qui a été déjà fait et tout ce qui est en projet à cet égard ; mais ces améliorations ne doivent pas s'arrêter là, d'autant plus qu'elles sont exceptionnelles ou réservées à quelques villes. Il y a possibilité de les étendre et d'en faire jouir des milliers d'individus, sans qu'il en résulte de nouvelles charges ni pour le trésor public, ni pour les communes, ni pour les familles elles-mêmes.

L'ouvrier des villes et le cultivateur envoient leurs jeunes enfants à la salle d'asile et à l'école primaire. Il est vrai que peu de villages possèdent une salle d'asile, mais tous ont une école primaire. Il convient que ces établissements soient tenus d'une manière convenable sous le rapport de la salubrité, chaque jour de la semaine, ce qui est loin d'avoir toujours lieu, surtout à la campagne. Aussi arrive-t-il que la santé des enfants en souffre, que les parents se voient forcés à une perte précieuse de temps pour leur donner les soins qu'ils réclament, ou à des dépenses préjudiciables au bien-être du ménage. En vue de ce bien-être physique ou matériel de la famille de l'ouvrier, il faut donc réclamer la plus grande *propreté* dans les établissements où il envoie ses enfants pour recevoir la première instruction. A la campagne, surtout, les salles de classe laissent beaucoup à désirer; rarement on en lave les fenêtres, et jamais le plancher, même dans la saison la plus chaude. L'air y est si peu renouvelé qu'en hiver il arrive qu'on s'arrête à la porte, tant les odeurs et les miasmes qui s'en échappent, viennent vous affecter désagréablement, ou gêner le jeu des poumons.

L'hygiène, dans les écoles primaires et les salles d'asile, devrait être tout aussi obligatoire que l'enseignement lui-même et que la discipline.

Si, en Belgique, l'État aide toutes les communes qui fondent, dans leur sein, un prix de propreté; s'il offre des récompenses à ceux qui maintiennent leurs logements et leurs ateliers dans un état complet de salubrité, il est permis de croire qu'en France, on viendra à enjoindre aux instituteurs de tenir le local de l'école dans un meilleur état sous le rapport de la propreté, de la ventilation, de l'arrangement, de l'ordre, de l'hygiène en un mot. Ceux d'entre eux qui comprennent ces principes font exception jusqu'ici; et, cependant, c'est le moyen d'écarter plusieurs maladies qui atteignent facilement les enfants, et d'élever le niveau du bien-être dans une foule de familles.

Outre la ventilation naturelle au moyen des fenêtres et des portes, il conviendrait qu'il y eût dans toute école de 40 enfants et même au-dessous, un tube de dégagement qui renouvelât l'air. Cet appareil fort simple occasionnerait une dépense si minime qu'il est impossible de voir là une objection sérieuse; aussi nous semble-t-il que les autorités et les architectes veulent y songer.

Mais, si les autorités préposées à la surveillance de l'instruction primaire doivent, de concert avec l'instituteur, veiller soigneusement sur la santé des enfants, les parents, à leur tour, ont une large part dans cette tâche importante. Il y a ici trois séries de devoirs qui concourent au même but, et l'instituteur n'oubliera jamais que, dans ses moyens ou son système de punition et de correction, il ne doit rien se trouver qui gêne ou puisse compromettre le développement du corps de l'enfant, surtout s'il est d'une constitution faible ou délicate. C'est là un point capital pour la famille et pour la société, de même que les soins qu'une bonne mère donne, chaque jour et dès le matin, à chacun de ses enfants. Elle ne négligera point de les laver ou de les faire laver, de les peigner, de mettre en ordre leurs vêtements, se rappelant que la *propreté* consiste dans de simples habits sans lambeaux et sans saleté. Dans la saison chaude, elle ne se contentera pas de tenir propre les mains et le visage de ses enfants; elle leur lavera le corps fréquemment, elle leur fera prendre des bains de rivière ou des bains domestiques, si aucune maladie, aucune infirmité ne s'y oppose, si le médecin n'y voit point d'inconvénient. « J'estime le baigner salubre et crois que nous encourons nos légères incommodités en notre santé, pour avoir perdu cette coutume. »

Nous ne parlons pas ici des exercices gymnastiques, parce que c'est surtout une affaire des écoles de ville, et que nous nous occupons prin-

cipalement de celles de la campagne où les enfants en ont bien moins besoin.

Une autre chose essentielle qui se rattache à
ce chapitre, c'est que tout enfant qui fréquente
une école publique ou privée, doit porter des
marques de *vaccin* : c'est une condition pour y
être admis, d'après un règlement du Conseil su-
périeur de l'instruction.

A la campagne, on rencontre encore des personnes qui ne veulent point faire vacciner leurs
enfants, d'autres qui se montrent plusieurs années
négligeants à cet égard. Qu'on nous permette une
petite digression qui pourra non-seulement intéresser un instant, mais encore être utile, lorsqu'on entend des ignorants entêtés vous dire que
l'on ne doit pas donner volontairement une maladie à un enfant, surtout une maladie provenant
d'une bête, réplique que nous avons ouïe de nos
propres oreilles.

Il sera bon de leur apprendre que depuis la
découverte du vaccin, le nombre des aveugles a
diminué sensiblement, et que la vie moyenne a
été allongée de plusieurs années. Il est établi par
des chiffres, qu'avant Louis XVI cette moyenne
était de $28\frac{1}{2}$ ans, d'autres disent 20 ans 4 mois,

tandis que maintenant elle dépasse 34 ans y. et même d'après d'autres calculs 37 ans. Avant l'introduction de la vaccine en France par Wood-ville, en 1800, la petite vérole y enlevait, année commune, 80,000 individus ; elle mutilait ceux qui survivaient, ils étaient défigurés, estropiés ou languissants, comme on en rencontre encore de tout âge.

Il n'est plus possible de nier que cette découverte, faite en 1784 par l'ecclésiastique protestant *Rabaut-Pommier*, de Massillargues près de Lunel, département de l'Hérault, n'ait été un bienfait immense pour l'Europe et pour le genre humain délivré par là du fléau le plus généralement répandu et le plus destructeur, puisqu'il tuait la septième partie de ceux qu'il atteignait. La vaccine a, en quelque sorte, fermé une porte à la mort ; aussi doit-on la regarder comme une grâce particulière de la *Providence,* que personne ne doit méconnaître. Dorénavant, il ne tient qu'à nous de garantir nos familles de la funeste influence de la *variole.*

S'il n'y a point d'empêchement par maladie, on peut faire vacciner dès les premiers jours de la naissance, au bout de 3 à 6 semaines ou 2 mois.

1.

Autrefois on avait ouvert des hôpitaux à cet effet ; aujourd'hui chaque médecin vaccine, et on a établi des médecins vaccinateurs cantonaux, dont *le devoir le plus important* est de vérifier le virus introduit 6 ou 8 jours auparavant. La revaccination à 12 ou 15 ans est à recommander, d'autant plus qu'elle ne présente aucun inconvénient sur de jeunes sujets. Nous avons voulu tenter sur nous-même une expérience qui nous a rendu malade pendant un jour : nous nous étions fait introduire du vaccin au poignet gauche ; un seul bouton a poussé avec tous les caractères d'une revaccination utile.

Les enfants sont en germe la force des États ; il faut donc songer sérieusement à leur instruction, à leur éducation, à leur santé, à tout ce qui peut contribuer à leur développement physique et moral. La première condition pour suivre une école, c'est d'être affranchi de toute maladie grave.

Ceci suffisant à notre but, nous n'avons pas jugé nécessaire de parler du célèbre Écossais Edward Jenner, qui a fait les premières applications de la découverte due à notre coréligionnaire, ni de Larochefoucault de Liancourt qui,

en 1800, établit un comité de 12 médecins vaccinateurs. Nous avons écrit dans trois journaux
de Paris, sur ce sujet, et nos articles à la
mémoire du pasteur Rabaut-Pommier ont été
bien accueillis. Comme ces faits rentrent dans
la discussion et la science, ils sont étrangers à ce
travail. (Voir *Le Lien*, *Le Médecin de la Maison*,
et en dernier lieu *L'estafette*, du 29 janvier 1858,
à l'occasion de la statue de Jenner.)

CHAPITRE II.

L'air respirable. — Effets de l'air vicié. — Exemples. —
Maladies. — Circulaire. — Conseils. — Danger du charbon.
— Suicide.

L'air est composé de trois gaz, de 21 parties de
gaz oxygène ou air vital qui, introduit dans les
poumons par la respiration, est destiné à régé-
nérer, à vivifier le sang; de 79 parties de gaz
azote et de 1 centième à 1 millième de gaz acide
carbonique qui, séparément, ne sont point respi-
rables, mais qui, réunies, constituent le bon
air, l'air atmosphérique ou propre à l'entretien

de la vie : il y a aussi une faible quantité d'eau ou de vapeur d'eau. Si ces proportions viennent à être changées sensiblement ou détruites, il y a malaise et bientôt danger pour la vie. Respirer est le premier besoin de l'homme; il respire de 15 à 18 fois par minute, c'est environ 1 respiration par 4 battements de cœur et 4 pulsations des artères ; ou bien il a de 22 à 26,000 inspirations par jour, lesquelles rendent irrespirables 4 mètres cube d'air. Il entre et sort des poumons un demi-litre d'air à chaque mouvement respiratoire ou 540 litres d'air par heure, calcul dont il faut nécessairement tenir compte pour toute école et tout atelier, tout local destiné à des réunions.

Voici un exemple tiré de l'histoire des guerres dans les Indes, qui montre bien les effets de l'air altéré et vicié où n'existent plus les proportions des principes indiqués plus haut.

Cent quarante-six Anglais furent enfermés dans une chambre de 20 pieds carrés, qui n'avait d'autre ouverture que de petites lucarnes donnant sur une galerie étroite, par lesquelles l'air se renouvelait très-lentement. Bientôt la chaleur y devint insupportable, la soif se fit sentir, et tous les prisonniers éprouvèrent une suffocation qui, augmentant, fit tomber les plus robustes : au bout de huit heures, il n'y eut plus que 23 vivants qui sortirent dans le plus déplorable état, portant peinte sur la figure la mort à laquelle ils venaient d'échapper.

Un fait analogue s'est passé en France. Après la bataille d'Austerlitz, en 1805, des Autrichiens, au nombre de 300, furent enfermés dans une cave ; 260 y succombèrent dans un court espace de temps.

A Oxford, pendant une session des assises, juges, accusés et assistants furent tous frappés d'une apoplexie mortelle, par suite de la diminution successive de la proportion d'oxygène et du développement toujours croissant de l'acide carbonique, enfin du défaut d'air pur.

Ces faits, que nous pourrions multiplier, prouvent suffisamment qu'il faut à l'homme une certaine quantité d'air respirable pour vivre, et qu'au-dessous de cette quantité il y a malaise, souffrance, excès de chaleur, suffocation, puis cessation de la vie ou mort.

L'expérience prouve donc que l'air non renouvelé ou l'air confiné est impropre à la respiration, et qu'il amène les résultats les plus funestes. Pour celui qui le respire, il est un véritable poison qui à chaque respiration se trouve dans le poumon en contact avec le *sang*. Ce sang va dans toutes les parties du corps déposer le germe d'accidents plus ou moins prochains.

S. Exc. M. le Ministre de l'agriculture et du commerce a dit, dans une circulaire du 11 août 1852 : Les logements mal ventilés, la privation de la lumière, l'excès de l'humidité, les exhalaisons infectes provenant, soit du défaut d'écoulement des eaux ménagères, soit de la mauvaise construction des fosses d'aisance, soit du voisinage de tout autre dépôt ou réceptacle de matières organiques en décomposition, contribuent à affaiblir ou à détériorer la constitution physique de ceux qui sont soumis à l'action permanente de ces causes délétères, amènent trop souvent pour l'enfance l'étiolement, les scrophules et le rachitisme.

Les maisons malpropres, mal aérées, où l'air est vicié, favorisent le développement de la *phthisie*, de toutes les maladies épidémiques, de la *fièvre typhoïde*, et les maladies chroniques des *poumons* et du *cœur*. C'est principalement chez les enfants que l'influence de l'air mauvais est fatale, comme le prouvent les différentes maladies auxquelles ils sont sujets.

Les personnes qui se trouvent, par profession, dans la fâcheuse nécessité de respirer un air vicié, doivent s'empresser, aussitôt qu'elles le peuvent, de respirer le grand air ou air pur. Les individus qui séjournent dans les endroits où beaucoup de personnes se trouvent à la fois, ceux qui sont employés dans les usines qui produisent du gaz ou des poussières délétères, ceux qui donnent des soins aux malades, etc., ne sauraient mieux employer leurs heures de repos qu'en respirant un air vif et fréquemment renouvelé.

Il est évident que l'action de l'air est également efficace pour fortifier ou pour troubler la santé, ce qui, malheureusement, n'est pas encore compris des gens de métiers, de tous les ouvriers des villes et des cultivateurs. Un fait qui le prouve, c'est qu'on ne craint pas la chaleur du *charbon* ou de la braise dans une chambre que l'on habite et où l'on couche. Se chauffer par ce moyen, c'est s'exposer à être asphyxié, à être empoisonné. Bientôt on éprouve un embarras de tête, des vertiges, des maux de cœur, une faiblesse et un engourdissement singulier, du délire, des convulsions et un tremblement qui conduisent à l'*apoplexie*, à la mort.

La mort accidentelle ou la mort volontaire produite par cette cause ou par d'autres, est une déviation des lois de la nature : volontaire et préméditée, elle est un crime au point de vue du christianisme ou dans une société chrétienne. Le suicide est une des grandes plaies de notre époque : rien ne l'engendre comme la passion des intérêts matériels, comme le dévergondage et l'esclavage des sens, et comme l'incrédulité ou le manque de religion et de morale.

Les dangers réels que présente le charbon, doivent détourner d'en faire usage par une économie mal entendue. C'est un combustible qui porte malheur ; beaucoup d'incendies éclatent dans les maisons où l'on s'en sert habituellement.

CHAPITRE III.

Logement de l'ouvrier. — Diverses professions. — Habitation du cultivateur. — Quelques causes de maladies.

Ce que nous avons dit des écoles de l'enfance et de l'air vicié, s'applique bien aux objets de ce chapitre, chacun devant faire de l'hygiène dans son intérêt personnel, dans son ménage, dans sa chambre à coucher, et pouvant en faire sans aucune dépense.

Plus un logement est petit et étroit, plus on doit le tenir propre, y renouveler l'air *dès le matin,* puisqu'il a dû être fermé avec soin pendant la nuit, pendant le sommeil, pour éviter l'air trop frais.

L'ouvrier dont la santé, les bras et le gain de chaque jour sont l'unique fortune, se voit forcé de se retirer dans une rue sombre, dans une chambre sans soleil ou au nord, et souvent rapprochée de quelque égout infect. S'il est marié, sa femme tiendra sa demeure dans un état propre autant que possible; s'il est célibataire, c'est à lui à y songer; en se levant il fera son lit, le découvrira jusqu'à ce qu'il rentre, balaiera la chambre en ayant soin d'ouvrir la fenêtre tout au large ; le soir, il donnera de l'air avant de se coucher, et fermera tout, pendant qu'il sera au lit dans la crainte de quelque refroidissement préjudiciable. Le sommeil cesse d'être une précieuse réparation de nos forces, s'il est pris dans un air vicié et sans les précautions indiquées ici.

Il est ensuite fâcheux que la propreté soit trop négligée, en général, des ouvriers de fabriques ou de manufactures. Cependant beaucoup de professions exigent les plus grands soins à cet égard, comme à plusieurs autres, pour se bien porter. Sous le rapport de leur origine, les poussières minérales sont les plus nuisibles pour les poumons et pour les organes externes, surtout pour le nez, les yeux et la bouche ; viennent ensuite les poussières animales, puis les poussières végétales, surtout celles du coton, du lin et du chanvre. Tous les ouvriers qui travaillent le cuivre, le zinc, le plomb, le plâtre, le grès, ou qui sont employés dans les manufactures de tabac, dans les tanneries, les corroieries, dans les fabriques de produits chimiques, de lainage, de drap, etc., doivent se laver soigneusement les mains avant leurs repas, se nettoyer toutes les parties de la tête avant d'aller se coucher, et prendre fréquemment des bains froids ou tièdes, selon la saison. Ceux d'entre eux qui font usage de tabac à priser, portent à leur santé un vrai préjudice, s'ils le respirent avec les miasmes de l'atelier, ou les doigts chargés de poussière des substances qu'ils touchent ou manipulent. Nous avons vu à la fonderie de canons de Strasbourg des ouvriers déjà vieux qui ont les cheveux couleur de vert-de-gris. Une pension de retraite est accordée à ceux qui survivent à cet empoisonnement lent.

D'autres ne prennent aucune précaution en quittant le travail, tels que les fondeurs, les forgerons, les émailleurs, les taillandiers, les raffineurs de sucre, les verriers, les chauffeurs de machines, les fileurs, les boulangers, etc., qui, sortant d'une atmosphère brûlante ou humide, vont s'exposer à l'air vif et froid, à la pluie ou à la neige. De là des *rhumes*, des *toux*, des *catarrhes* chroniques qui souvent dégénèrent en *phthisie pulmonaire*, selon que l'individu y est prédisposé, soit par l'étroitesse et l'aplatissement de la poitrine, soit par la rapidité de la croissance ou par l'*hérédité*, qui n'est pas la maladie elle-même provenant des parents, mais la disposition à la contracter ; et cette disposition ne tarde pas à se montrer aussi chez les enfants et les femmes que l'on soumet à des travaux disproportionnés à leur âge ou à leurs forces, question grave dont on s'est beaucoup occupé, en Angleterre surtout. Les refroidissements auxquels s'exposent les ouvriers, quand il leur serait possible de prendre des précautions, amènent aussi l'*inflammation du poumon* ou la *pneumonie*, maladie qui exige la présence immédiate du médecin, ou bien la mort avance rapidement. Les rhumes font plus de mal que la guerre.

Il semblerait qu'à la campagne où la vie est plus longue de 6 à 10 ans qu'à la ville, nos observations relatives au renouvellement de l'air, à la propreté et aux refroidissements subits, ne devraient pas être applicables ou devraient être inutiles. Souvent cependant on rencontre, fort avant dans la matinée, une malpropreté dégoûtante, un air épais, humide et infect à toute heure dans l'habitation de beaucoup de campagnards. Les fenêtres en sont hermétiquement fermées, et les rayons du soleil les traversent à peine. En hiver, bien des maisons ont un poële chauffé au rouge autour duquel est étendu, pendant le jour et la nuit, sur des cordes ou des perches, du linge sale ou mouillé. Les immondices des animaux, de la volaille, les eaux de fumier et de la cuisine, etc., les détritus des produits agricoles viennent se joindre à d'autres causes d'altération de la santé, par l'odeur putride, par les émanations dangereuses qui s'en échappent en tout temps. N'entassez jamais le fumier devant la porte ou les fenêtres, n'étalez jamais des herbes, de la paille ou des débris avec l'intention de faire un peu de fumier qui ne vaudra pas 1 franc, et vous en coûtera 20 en maladie. L'opinion qui attache à l'air des étables des propriétés bienfaisantes, n'est qu'une erreur, un préjugé populaire, comme on en rencontre tant d'autres tout aussi nuisibles. L'air pur est la première et la dernière nourriture de l'homme.

Il arrive aussi que le cultivateur, ne sachant pas que la santé dépend de la régularité de la transpiration, se montre souvent très-imprudent à l'époque des fenaisons et aux récoltes d'automne. Couvert de sueur, on le voit rechercher l'eau la plus froide, se coucher à l'ombre sur la terre qu'une pluie a rendue humide, ce qu'il ne permettrait cependant pas à son cheval échauffé.

Si le cultivateur songeait davantage à tous ces inconvénients, comme à beaucoup d'autres que nous lui signalerons, s'il ne faisait jamais excès de travail, ne s'exposait pas, pieds nus, aux rosées matinales, il vivrait plus longtemps encore, et, surtout, il se verrait exempt de maladies qui viennent affaiblir son corps, tels que la *fluxion de poitrine* ou *pneumonie aiguë*, les *rhumatismes* qui labourent les membres l'un après l'autre pendant toute la vie, l'*asthme* ou respiration courte et gênée dont beaucoup d'entre eux souffrent dès l'âge de 40 à 50 ans, et ne se guérissent point par suite de mauvaises habitudes, d'imprudence et du peu d'empire qu'ils ont sur eux-mêmes. Depuis tel âge on a bu de l'eau-de-vie et on a fumé *à jeun*, habitude non moins invétérée chez les ouvriers des villes, et on ne veut pas comprendre que l'asthme ne demande point ce mélange irritant ; qu'il lui faut, au contraire, une boisson douce et chaude, telle que du lait pur ou coupé d'eau. Une santé débile, une poitrine délicate, sont bientôt détériorées par l'eau-de-vie et la pipe ou la chique, dont l'*abus pro-*

longe peut porter une grave atteinte au corps le plus robuste et aux facultés intellectuelles les plus remarquables.

CHAPITRE IV.

Devoirs et autorité du médecin et de la famille. — Maladies communicables. — Devoirs des malades. — La convalescence. — Le pouls et les signes de la mort.

Le médecin appelé dans la famille du cultivateur ou de l'ouvrier ne néglige pas de faire de l'hygiène, en recommandant de tenir la chambre du malade et la cuisine attenante, dans un état de propreté et d'aération convenable. Le lit étant chose capitale pour le patient, le médecin qui examine tout, exige de la paille fraîche et sèche recouverte au moins d'un drap gris naturellement. Si les murs annoncent de l'humidité, ce qui arrive trop souvent par manque de prévoyance dans l'emploi des pierres qui ont servi à la construction, ou par adossement à un coteau, ou par accumulation de terre contre la maison, et s'il y a impossibilité de mettre le malade ailleurs, le médecin fait écarter le lit de la muraille, non pour un instant ou pendant sa présence, mais pour tout le temps que durera la maladie, et même pendant la convalescence. Il plaide avec autorité la cause du malade, et si la famille est pauvre et dénuée, il s'adresse sans hésitation au maire, au ministre de la religion, au bureau de bienfaisance, aux administrateurs des deniers des pauvres, pour qu'il soit fourni le plus nécessaire ou le plus indispensable. Nous avons réclamé une organisation de la médecine des pauvres sur toute l'étendue de la France. Plusieurs préfets sont déjà entrés dans cette voie de bienfaisance chrétienne, par exemple ceux du Bas-Rhin, du Doubs, de Seine-et-Oise, du Loiret, etc. Non-seulement les visites du médecin, mais tout médicament et sangsues doivent être accordés gratis aux indigents. Dans les villes, l'hôpital est d'une grande ressource, mais l'ouvrier laborieux et économe ne consent à s'y rendre que lorsqu'il a épuisé son petit avoir.

Au nombre des soins à donner, rien n'est plus utile que d'aérer la chambre du malade sans le refroidir, et de la parfumer légèrement avec des baies de genièvre ou du vinaigre mis sur un charbon ardent ou une pelle rougie. Il y a un *mesureur* de la pureté de l'air (l'*Eudiomètre*) qu'on se procure à peu de frais. C'est un baquet plein d'eau où l'on jette un peu de chaux. Cette dissolution offre à la surface une pellicule qui se précipite en raison de l'insalubrité qui fournit plus ou moins d'acide carbonique, et qui forme cette pellicule. Il faut observer qu'en général les odeurs fortes sont nuisibles aux malades : on peut être *asphyxié* par des fruits amassés en grande quantité, par des fleurs et toute plante, dont la partie verte dégage, pendant la nuit, du gaz acide carbonique, tandis que le jour il s'en échappe de l'oxygène ou gaz respirable. Notez qu'aucune *fumigation* ne peut remplacer l'air de l'extérieur. On dirait quelquefois que le cultivateur craint de voir un rayon de soleil pénétrer dans sa chambre, cependant la Providence du Dieu tout bon et tout-puissant ne l'a pas voulu ainsi. Tout fermer pour sûreté, lorsqu'on est aux travaux des champs, est prudent, mais au retour il ne faut pas que les poumons se remplissent d'un air pestilentiel.

Il existe encore à la campagne une chose très-fâcheuse, c'est de coucher une personne bien portante côte à côte d'un malade, et souvent sous un escalier, ou bien derrière des rideaux épais qui gênent la circulation de l'air et par là la respiration, en retenant les miasmes dans l'intérieur de cette espèce de prison semi-obscure. De là de graves inconvénients, par exemple, dans les cas de *fièvres malignes*, de *coqueluche*, maladie qui fit invasion en France en 1814, de *pustule maligne*, et dans les *maladies cutanées* ou de la peau, telles que la *petite vérole*, la *rougeole*, la *scarlatine*, la *gale*, etc.

Les soins à donner aux malades ne sont pas d'un jour, d'une semaine ou d'un mois; ils doivent se continuer avec sollicitude tant que la maladie n'aura pas cédé, et le zèle ne se montrera pas seulement vers l'agonie ou à l'approche de la dernière heure.

Les devoirs envers les malades sont les plus sacrés de la famille et de l'humanité; ils découlent de l'excellence, de l'influence, de la puissance du Christianisme. C'est alors qu'il faut se montrer patient dans la tribulation et la douleur. Ceux qui soignent le malade, et le malade lui-même, ont le plus grand besoin de cette heureuse disposition. Ces circonstances mettent le cœur à découvert, sa bonté ou sa dureté, sa sensibilité, sa compassion ou son manque d'amour et d'attachement, l'amitié ou la sécheresse qui le caractérise. C'est dans ces occasions solennelles et fréquentes que l'on reconnaît le bon mari, la bonne mère, les enfants vertueux qui entourent, avec sentiment, les auteurs de leurs jours, qui s'efforcent de leur procurer tout ce qui leur est nécessaire pour les soulager, les aider à se rétablir, ou pour leur rendre la mort moins pénible et moins effrayante.

Aux soins matériels se joignent, de la part d'une famille chrétienne, les soins religieux, les encouragements, les exhortations, les prières, les bonnes lectures, les consolations, n'oubliant jamais les deux natures de l'homme, liées jusqu'à la mort ; sa nature physique ou son corps périssable et sa nature spirituelle ou son âme impérissable et immortelle.

Il faut convenir que les maladies nous rapprochent de Dieu et les uns des autres, quand nous le voulons ; elles nous rappellent notre commune origine, que nous sommes frères et enfants du même Être tout-puissant qui n'est pas le Dieu des morts, mais le Dieu des vivants, qui fait descendre au sépulcre et en fait remonter, comme il nous en a donné l'assurance par Christ ressuscité. Heureuses les familles qui comprennent bien leurs devoirs dans ces moments, et qui y demeurent fidèles le jour et la nuit, soit au milieu d'une maladie grave et longue, soit au milieu d'une maladie de courte durée, qu'il s'agisse de soigner une mère ou un père, un enfant, un vieillard, un domestique ou un étranger!

Les malades eux-mêmes se rappelleront qu'ils ont aussi des devoirs à remplir dans leur état d'épreuve plus ou moins sérieux. Ils doivent se montrer reconnaissants envers ceux qui les entourent et s'efforcent de les soigner, comme envers ceux qui leur portent tout intérêt, sans pouvoir être auprès d'eux constamment. Ils doivent aussi être patients et résignés, sans mauvaise humeur, d'un caractère doux et facile, et ne s'imaginant point qu'ils sont indispensables pour faire marcher la maison, ou au poste qu'ils occupent. C'est le moyen de traverser une maladie avec empire sur soi-même, avec courage, sans paroles désespérantes, sans blasphème; c'est le moyen de surmonter le mal par le bien. On peut être assuré que ces dispositions morales et religieuses sont d'une ressource immense pour marcher vers la convalescence et le rétablissement, comme nous l'avons constaté maintes fois dans notre ministère.

La *convalescence* n'est ni la maladie, ni la santé ; c'est un état intermédiaire entre l'une et l'autre, qui réclame une grande prudence pour éviter une rechute qui pourrait devenir plus dangereuse que le premier état, ce qui arrive souvent dans les classes ouvrières et à la campagne. La force de la constitution ou le fond de la nature individuelle gouverne la marche de la convalescence, comme elle a gouverné celle de la maladie ; elle joue un grand rôle dans la durée de la convalescence. La convalescence n'est pas longue dans les *maladies aiguës locales* ; il n'en est pas de même dans les *maladies aiguës générales*. Elle est plus ou moins longue et rebelle, en général, suivant que la maladie a été aiguë, suivant l'organe affecté et l'état de santé de la personne avant l'invasion du mal. On croit trop souvent à la convalescence là où la maladie dépouillant la forme aiguë, passe, après une amélioration trompeuse, à l'*état chronique*, ou ne disparaît que parce qu'il s'est développé sur un autre point une lésion nouvelle. Le danger des rechutes provient en général de l'affaiblissement du malade par suite de la maladie première et du traitement qui a dû être suivi, et par suite du peu de réaction de la nature individuelle pour pouvoir lutter avantageusement contre une nouvelle atteinte de la maladie.

A la campagne, surtout, il arrive qu'on commet de graves imprudences à l'égard des convalescents. On ne sait pas qu'on doit proportionner la nourriture non à la faim du malade, mais à la faculté digestive de l'estomac, ce qu'on mange n'étant pas ce qui est profitable, mais ce qu'on digère bien. Il faut d'abord manger peu et souvent, avoir soin de choisir les aliments qui se digèrent avec facilité, et de les mâcher avec soin. Aux personnes qui ont maigri par suite de longues maladies, il faut faire reprendre lentement de la nourriture, les fortifier peu à peu ; il doit y avoir gradation dans le régime des convalescents, surtout après les maladies aiguës. C'est une vérité établie que tant qu'un malade a de mauvais levain dans l'estomac, plus on lui donne d'aliments, plus on l'affaiblit. Rien n'est plus dangereux, dans une foule de cas, que ce préjugé :

ce qui fait plaisir à un malade, ne peut lui nuire, comme l'eau glacée d'une fontaine ; on ne doit pas lui refuser ce qu'il demande, surtout s'il *doit* mourir. Un pareil raisonnement tue bientôt un malade, amène sa fin, ou bien les accidents les plus alarmants. Il faut dire aussi qu'à la campagne on s'abuse singulièrement au sujet des pâtisseries ; qu'on sache qu'il n'y a rien de plus lourd à l'estomac et d'indigeste, rien qui convienne moins à un malade et dans les premiers jours de la convalescence.

Quant au moral, comme il a une grande influence sur le corps, il faut le préserver de toute cause d'agitation, de lectures auxquelles il faut être très-attentif, des excès du rire et de la gaîté, des conversations prolongées, etc.. A la campagne, on témoigne quelquefois, sous ce rapport, trop d'intérêt aux malades, surtout le dimanche et en hiver. Une observation prudente et bienveillante pourra faire le plus grand bien au patient qui parle trop, qui répond à trop de questions, ou qui entend trop causer autour de son lit, comme le prouve la fièvre qui se manifeste par un pouls agité, après ces visites louables, sans doute, mais le plus souvent nuisibles par la viciation de l'air, par la fumée de tabac, par le bruit, et surtout si elles ont découragé le malade en affectant son moral, en ébranlant ou en détruisant son espoir de guérison. Un mot à voix basse peut faire bien du mal.

Nous sommes conduit à parler du *pouls*, comme guide dans les maladies et aux approches de la mort. Le pouls, tâté ordinairement au poignet, est *fréquent*, quand il bat plus de 90 fois par minute chez les enfants au-dessus de 2 ans, et plus de 75 fois chez les adultes. Il faut observer qu'il y a des exceptions remarquables de fréquence ou de rareté du pouls : chez les vieillards, il se ralentit. On sait que celui de Napoléon ne battait, à la fin de sa carrière, que 40 fois par minute. En règle générale, il est *lent*, s'il bat moins de 60 fois. Dans l'état de maladie et de convalescence, c'est le guide du médecin, ainsi que l'inspection de la langue et de la poitrine, tout en s'assurant de l'état des organes en général et de l'intégrité de toutes les fonctions. Lorsqu'une série de pulsations deviennent de plus en plus petites, fréquentes, inégales et intermittentes, jusqu'au point de cesser d'être appréciables, c'est le *pouls des moribonds* ou des derniers moments du malade, marqués en même temps par des sueurs froides, par la décomposition des traits, l'enfoncement des yeux, l'insensibilité complète, etc.

Nous croyons qu'il peut être utile d'indiquer ici les *signes certains de la mort*, afin d'éviter les cas d'inhumation dans l'état de syncope, d'apoplexie, d'asphyxie, de léthargie, de mort apparente où les morts-vivants se rongent les mains et les bras, se brisent la tête contre les planches d'un cercueil, comme beaucoup d'exemples en sont rapportés dans les ouvrages de médecine, et assez souvent par les journaux.

L'un des signes les plus certains de la mort, c'est la putréfaction bien caractérisée, une odeur cadavérique bien prononcée. Il arrive que cette odeur ne se manifeste pas toujours au bout de 24 heures; c'est pourquoi il est convenable de dépasser ce temps et de n'enterrer que le troisième jour après le décès, si rien ne s'y oppose, s'il n'y a point d'épidémie, de mortalité extraordinaire. D'ailleurs garder un corps le plus qu'il est possible, c'est prouver de l'attachement au défunt, ou lui donner encore une marque de respect et d'amitié.

On ne saurait prendre trop de précautions
pour s'assurer d'un décès, et il serait à désirer,
conformément à l'art. 77 du Code civil, que l'autorité locale ou un médecin visitât le corps, surtout
après une mort prompte ou subite, après une maladie de courte durée. A Paris et dans d'autres villes,
cette inspection a lieu rigoureusement, et les doc-
teurs qui en sont chargés, dressent procès - verbal
du genre de maladie et du décès. En Allemagne, à
Berlin, à Jéna, à Cobourg, etc., il y a dans beaucoup de cimetières des *loges d'attente* où les
cercueils sont gardés pendant quelques jours
avec le soin d'attacher un cordon de sonnette
aux deux mains du défunt qui est soumis à un
examen sérieux avant l'inhumation.

Outre la putréfaction sur laquelle il est difficile
de se tromper, parmi les signes de la mort, la
médecine reconnaît encore la raideur ou la rigidité
des membres de tout le corps, l'enfoncement ou
affaissement du globe des yeux et la perte de la
transparence de cet organe, l'absence prolongée
des battements du cœur, etc. Dès l'instant que
l'on peut avoir le moindre doute sur l'état d'une
personne que l'on croit morte, ce doute doit
être levé avant de fermer le cercueil. Un moyen

facile et à la portée de tout le monde, c'est de plonger pendant quelque temps un marteau dans de l'eau bouillante, et de le promener, à plusieurs reprises, sur la plante des pieds de la personne que l'on suppose morte. Il est fâcheux qu'à la campagne on ne croie pas qu'il soit possible d'enterrer une personne non morte, c'est pourquoi nous avons jugé à propos de donner ces indications, non pas qu'elles appartiennent à l'hygiène proprement dite, mais parce qu'elles peuvent être utiles dans les maladies qui suspendent la vie plus ou moins longtemps, sans qu'elle soit cependant éteinte. Sous ce rapport, la fin de ce chapitre n'est pas complétement étranger à notre sujet.

Tel est cru défunt, qui n'en a que la mine.

———

CHAPITRE V.

Les dangers du charlatanisme. — Exemples. — Répression.
— Législation.

Ce qui nuit souvent le plus au rétablissement
des malades qui nous occupent, c'est la con-
fiance subite qu'ils accordent à un remède secret
ou vulgaire, ou bien à un homme, à une femme,
qui font la médecine ou la chirurgie, sans
avoir aucune idée de l'organisation du corps
humain, et sans pouvoir discerner ou connaître
une maladie : première chose, cependant, absolument nécessaire pour soigner un malade avec
succès ou réussite, pour prescrire des médicaments efficaces. Il faut se défier des guérisseurs
qui font les généreux pour recevoir davantage,
qui se mettent à l'abri de la loi en déclarant qu'ils
ne veulent rien recevoir, qu'on leur donnera ce
qu'on voudra, ou bien qui disent au visiteur :
ma servante se recommande à votre générosité.

Nous croyons fermement que les personnes

étrangères à l'art de guérir peuvent faire beaucoup de mal dans une foule de cas, même les
plus simples; mal qui, ensuite, est attribué fausse-
ment à un médecin consciencieux, prudent et
très-capable qu'on dit avoir consulté, ou qu'on
a vu une seule fois en passant; mais la maladie
n'ayant pas cédé, pour ainsi dire, du jour au
lendemain, on a couru chez un empirique,
chez un exorciste, un rhabilleur, un rebouteur,
un renoueur, un guérisseur par sympathie ou par
prière magique; on est allé trouver certaine
sage-femme, une voisine qui sait préparer un
remède infaillible qu'elle a hérité de sa grand'-
mère, ou qu'elle a puisé dans un vieux livre
secret qu'elle seule possède.

Voici un exemple, entre plusieurs, qui pourra
faire réfléchir bien des personnes. Le 18 avril
1850, un docteur fut appelé au village de Neu-
dorf, près de Strasbourg, dans la famille Beyer
dont la mère venait d'empoisonner ses trois enfants, en leur donnant du *camphre* en poudre
contre les vers. Elle avait été conseillée par des
voisins très-partisans des vertus magiques de
cette substance que chacun croit bien connaître.
Sans doute, le camphre est très-utile en médecine,

mais il faut l'employer avec le plus grand discernement, tant pour l'usage externe que pour l'usage interne. Quoi qu'il en soit, et sans discuter ici ses propriétés, l'un des enfants de cette malheureuse mère mourut après plusieurs heures de souffrances cruelles, au grand étonnement et à la douleur de tous les assistants, à la confusion surtout de celui qui était la cause imprudente de ce deuil.

Citons encore un exemple, mais d'un autre genre. Il y a quatre ou cinq ans qu'on lisait dans la Gazette des tribunaux le fait suivant : Une jeune fille épileptique, de la Charente-Inférieure, consulte un empirique qui ordonne deux prises de tête de chrétien, matin et soir, pendant 48 jours. La nuit suivante, le beau-frère de la malade va trouver le fossoyeur d'un endroit voisin, et ils se rendent ensemble secrètement au cimetière. Bientôt ils déterrent une jeune femme inhumée depuis cinq jours, et lui coupent la tête, qui est soigneusement déposée dans un panier, et portée dans un four chauffé. Le crâne étant carbonisé est réduit ensuite en poussière. L'épileptique avale pendant les 48 jours cette horrible poudre qui ne lui procure aucun soulagement, — de là procès. On est à se demander si nous sommes au dix-neuvième siècle, et si c'est bien en France qu'on peut voir de pareilles choses. La superstition conduit à tous les travers.

Il serait temps de faire mentir le proverbe : Le vulgaire veut être trompé, et nous ajoutons, veut être empoisonné de la bonne manière, au son de la grosse caisse, au milieu d'un déluge de paroles. Les charlatans empirent les maux les plus légers, et rendent mortels ceux qui sont un peu graves, qui se seraient guéris, si on les eût seulement abandonnés à la nature, à plus forte raison s'ils avaient été traités d'une manière convenable. Un médecin en colère a écrit : Dans les campagnes, il vaut mieux être artiste vétérinaire que docteur en médecine..... L'énigme n'est pas difficile à deviner.

Lorsqu'on se décide à appeler un médecin avantageusement connu, il faut suivre ses prescriptions, ne point leur substituer des drogues de commère ou de charlatan, ou bien on ne doit point consulter cet homme honorable qui a sacrifié les plus beaux moments de sa vie à l'étude du corps humain, de ses fonctions, des causes qui peuvent les empêcher et les troubler ; à l'étude des remèdes anciens et nouveaux. Il ne fallait pas consulter l'homme de l'art qui sent toute sa responsabilité, non-seulement devant la loi des hommes, mais devant sa propre conscience et devant Dieu, son juge : il ne fallait pas consulter un homme qui est au courant des sciences médicales, qui, chaque jour, médite, compare et applique les connaissances supérieures qu'il doit à des veilles pénibles, pour le décrier ensuite en le faisant passer pour un pauvre ignorant à qui il ne faut qu'une pièce d'argent.

Les dangers de l'empirisme en médecine et en chirurgie sont constatés journellement par des faits déplorables, surtout à la campagne. Beaucoup de malades meurent encore faute des secours de l'art et de soins convenables, ou bien languissent des mois et des années dans un lit de douleur et de tristesse; ou bien sont estropiés pour le reste de leur vie, à la suite d'une fracture, d'une luxation ou déboîtement, d'une entorse ou foulure. On entend dire qu'une jambe d'un ou de deux pouces plus courte que l'autre, n'empêche ni de marcher, ni de travailler, ni de se marier. Il y a là toute consolation, et rien qui nuise à la renommée du renoueur ou rebouteur, surtout si l'on compte être exempté du service militaire, d'une campagne en Afrique ou ailleurs.

Voici comment on traitait autrefois les charlatans. Quand il s'en trouvait à Montpellier, on les mettait sur un âne maigre et vicieux, la tête tournée vers la queue, et on les promenait par toute la ville, au bruit des huées des enfants et de la populace qui leur jetaient des ordures et qui les tiraillaient de tous côtés. Une ordonnance royale de 1766 défendait tout exercice de la médecine à ces êtres malfaisants et dangereux pour la société.

Les lois actuelles ne sont assurément pas assez sévères à cet égard ; encore si les magistrats reconnaissaient la nécessité d'en poursuivre l'application, et pour cela il faudrait toujours considérer qu'il y a eu préjudice porté à la famille et à la société, et non tort matériel ou pécuniaire fait à un médecin ou au corps des médecins. Cet objet attend une législation plus énergique et mieux appliquée, si l'on veut neutraliser ou arrêter les fâcheux résultats et les crimes du charlatanisme, de l'exercice illégal de la médecine.

Voici quelques articles de la législation française sur la matière :

La loi du 19 ventose an XI ou 9 mars 1803, art. 35, punit d'une amende tout individu qui exerce la médecine ou la chirurgie sans être sur les listes des médecins ou des chirurgiens et sans avoir le diplôme de ces officiers.

L'art. 36 condamne toute femme qui, sans diplôme, fait le métier de sage-femme à 100 fr. d'amende, en cas de récidive à un emprisonnement de 6 mois et 200 fr. d'amende.

L'art. 1383 du Code civil porte : Chacun est responsable du dommage qu'il a causé non-seulement par son fait, mais encore par sa négligence ou par son imprudence.

Art. 319 du Code pénal : Quiconque par maladresse, imprudence, inattention, négligence ou inobservation des règles, aura commis involontairement un homicide, ou en aura été involontairement la cause, sera puni d'un emprisonnement de trois mois à deux ans, et d'une amende de 50 fr. à 600 fr.

Art. 320 : S'il n'est résulté du défaut d'adresse ou de précautions que des blessures ou coups, l'emprisonnement sera de 6 jours à 2 mois, et l'amende sera de 10 à 100 fr.

L'art. 317 porte : Quiconque par aliments, breuvages, médicaments violents ou par tout autre moyen aura procuré l'avortement d'une femme enceinte, soit qu'elle y ait consenti ou non, sera puni de la réclusion. — La même peine sera prononcée contre la femme qui se sera procuré l'avortement à elle-même, ou qui aura consenti à faire usage des moyens à elle indiqués ou administrés à cet effet, si l'avortement s'en est suivi.

La loi du 21 germinal an XI ou 9 avril 1803, art. 36, prohibe tout débit au poids médicinal, toute distribution de drogues et préparations médicamenteuses sur les théâtres ou étalages dans les places publiques, foires ou marchés.

La loi du 29 pluviose an XIII, 17 février 1805, élève la peine de cette dernière contravention jusqu'à une amende de 25 à 600 fr. et un emprisonnement de 3 à 10 jours.

Ajoutons qu'il n'est pas seulement inconvenant, mais dangereux de faire la médecine en boutique, sur le récit souvent le moins propre à éclairer. C'est là non-seulement se respecter peu, mais c'est se moquer de la médecine et s'exposer à faire du mal, comme aussi c'est violer les lois. Il ne peut être loisible à chacun de composer des potions, des mixtures, des paquets ou des graisses, et de les débiter pour peu de chose. C'est bien ici que le proverbe populaire est vrai: Chacun son métier.

Si nous attaquons les drogueurs illicites, les rhabilleurs, les faiseurs de médecine, si nous nous élevons contre le charlatanisme médical et chirurgical, qu'il soit en blouse, en habit de campagnard, en chapeau de dame ou en costume ecclésiastique, et si nous rappelons notre législation à cet égard, c'est parce que le charlatanisme fait beaucoup de victimes, compromet la santé publique, détruit les organes essentiels de l'homme, et porte atteinte même à sa vie. L'ignorance est un crime, lorsqu'il s'agit de la santé et de la vie d'un homme. Quiconque ordonne des remèdes sans autre connaissance du mal que l'inspection des *urines*, est un fripon, et le malade qui l'avale une dupe. Pour justifier nos intentions, nous devons rappeler au lecteur que nous ne sommes ni médecin ni pharmacien, et que nous ne nous occupons de ces matières que parce que nous aimons et estimons ceux au milieu desquels nous vivons par vocation et par goût, savoir les cultivateurs, les gens de métier, les ouvriers de fabrique pour lesquels nous avons écrit ce petit livre. Il faut vivre à la campagne pour savoir combien les malades y sont exposés à la crédulité de ceux qui les entourent. L'exercice illégal de la médecine ne peut passer pour de la charité chrétienne.

CHAPITRE VI.

Mœurs de la famille. — Bien. — Le travail, la tempérance, l'épargne et le mariage sous le rapport hygiénique et moral.

Une vie active est le rempart le plus puissant de la vertu et l'égide de la santé. Le travail, fils du besoin, est, en quelque sorte, le père de la santé et du bonheur. Au milieu de leurs pénibles travaux, le villageois et l'artisan goûtent les douceurs de la santé et de la paix. Il n'y a de vrais malheureux que ceux qui, au sein de l'abondance, languissent dans le repos, la mollesse ou l'inactivité. La *goutte* est la maladie des oisifs qui font bonne chère, comme elle atteint aussi les personnes de cabinet et celles qui ne se donnent pas assez de mouvement.

La tempérance, vertu qui règle les passions, est une des sources de la santé et d'une longue vie. Elle épure les sens, donne de l'agilité au corps, rend l'entendement vif, la pensée prompte, la mémoire heureuse, les mouvements et les actions faciles. Par la tempérance, on parvient souvent à une extrême vieillesse, exempte de maladie, même avec un tempérament faible. Le bon état ou le mauvais état du corps dépend en grande partie du régime et de la conduite. L'exercice, la sobriété et le travail sont trois médecins qui ne trompent pas.

L'épargne, à son tour, est un grand moyen, surtout pour l'ouvrier, de sortir le plus promptement possible d'une maladie, de rétablir sa santé compromise par une cause plus ou moins connue, puisqu'il arrive que le mal fond quelquefois sur nous inopinément, ou sans que nous nous y attendions, notre corps étant sujet à un grand nombre d'infirmités ou de dislocations, et chaque état ayant ses maladies propres ou particulières.

Un livret de caisse d'épargne, de retraite ou

de rente viagère est assurément un certificat de bonne conduite, et celle-ci une garantie de santé. Il ne faut jamais perdre de vue, que l'épreuve, la maladie et la vieillesse sont trois inséparables compagnes de l'homme, qu'elles marchent sur ses pas, toujours prêtes à le rejoindre ou à l'atteindre.

L'ouvrier qui dissipe tout dans la débauche au lieu d'épargner chaque jour quelques centimes, est sans excuse de nécessité, sans prévoyance de la maladie et de la vieillesse, sans attachement pour sa famille, sans pitié pour lui-même. Rien n'aide à reprendre des forces, rien ne favorise le rétablissement de la santé comme les aliments sains, un bouillon maigre puis un gras, un peu de viande, de bon vin, et il est heureux que l'ouvrier soit en position de ne pas se refuser ces choses, après les médicaments que prescrit le médecin. S'il a fait des économies, il peut tarder quelques jours de reprendre son travail, et, par là, sa *convalescence* est mieux assurée. Le travail d'un convalescent doit toujours être proportionné à la renaissance de ses forces.

L'ouvrier honnête qui dirige bien sa famille en y offrant le bon exemple, cette puissance in-

contestable, en y pratiquant les *vertus* chré-
tiennes, prouve à tous ceux qui l'entourent que
le *mariage*, l'un des grands actes de la vie de
l'homme, est une école de perfectionnement
moral, de modération et de longévité, le préservatif et le correctif des passions qui détruisent
la santé, étouffent la conscience, bouleversent
l'esprit et précipitent au crime, au suicide ou
vers la folie.

L'ouvrier qui réfléchit, qui a des mœurs pures,
qui songe à son avenir, se garde de relations
déshonnêtes qui pourraient le forcer à contracter
un mariage trop précoce, ce qui arrive fréquemment à la campagne comme à la ville, même
avant la conscription et la maturité physique et
intellectuelle. Il est prouvé que l'âge des parents
exerce une grande influence sur la constitution
et la santé des enfants qu'ils mettent au jour.
Des parents trop jeunes impriment à leur des-
cendance un caractère de débilité générale, de
faiblesse de constitution qui favorise l'explosion
ultérieure de maux héréditaires. Le lien du mariage, pour être honorable, doit être de la moralité la plus sévère et la plus soutenue.

Malheureusement ce tableau des mœurs de

famille a des coins très-obscurs et peu agréables à voir, comme le chapitre suivant va nous l'apprendre. Nous étions dans le Bien, nous allons nous trouver dans le Mal.

CHAPITRE VII.

Mœurs de la famille. — Mal. — Maladies physiques et morales engendrées par l'ivrognerie. — Le vin, l'eau-de-vie, le café.

L'*intempérance* nuit autant aux facultés de l'esprit qu'aux forces du corps, autant au moral qu'au physique; elle est une des sources les plus fécondes des maladies. Il est prouvé que les excès rendent l'intelligence lourde, et que l'homme qui s'y livre perd le goût du travail. Ainsi l'intempérance dégrade l'esprit et le corps, l'être humain tout entier; elle est l'ennemi de toute épargne si nécessaire dans la maladie.

La gourmandise est le vice des cœurs qui manquent du sentiment de la dignité humaine.

Le gourmand n'a sa place que le ventre à table, il ne sait juger que des plats et des liquides.

L'*ivrognerie* entraîne après elle une profonde dégradation et des dangers réels de plus d'un genre. Outre les maux physiques qu'il produit, ce vice grossier et brutal porte encore ses funestes effets sur le sens moral et la moralité ; il obscurcit la raison et enlève à l'âme sa vigueur et son énergie, à la conscience sa délicatesse. L'excès du vin ou de l'eau-de-vie exalte l'homme, le rend furieux ou bien stupide et hébété, amène un affaiblissement graduel des forces de l'intelligence. On a reconnu que sur 56 idiots ou imbéciles, l'ivrognerie du père ou de la mère était 12 fois au moins la cause prédisposante.

L'ivrogne d'habitude ne respecte rien, il se souille, perd tout respect pour les bonnes mœurs, et se met au niveau de la brute. L'homme marié qui devient ivrogne ou qui continue à l'être, prend le chemin de l'hôpital comme un mendiant, amène la ruine de son ménage, ou le fait souffrir d'une manière cruelle ; il ne respecte ni sa femme, ni ses enfants ; il tend à briser les liens les plus sacrés de la famille et de la société ; il offre un exemple détestable et funeste à ses fils qui, souvent, se mettent à faire l'apprentissage de l'ivrognerie sous ses yeux. C'est ainsi qu'on voit quelquefois des enfants, des jeunes gens de 15 à 18 ans ivres, qui ne craignent pas de rentrer à la maison, parce qu'ils y ont vu leur père dans un état pareil. Il y a là quelque chose qui révolte, qui bouleverse et navre un cœur honnête, quand on se rappelle que les premières impressions règlent toute la vie.

Les maladies, la dissolution et la ruine sont à la porte des familles qui vivent ainsi, surtout s'il arrive, pour comble de honte, que la mère elle-même ne soit pas exempte de ce vice horrible. Il n'y a pas de vice sur la terre qui perde plus d'hommes, et qui détruise plus de biens que l'ivresse.

Il est à remarquer que les enfants qui s'y livrent de bonne heure, prennent l'habitude de fumer en cachette : autre vice qui nuit au développement du corps par l'expectoration d'une salive nécessaire à la digestion et à la nutrition. Cette habitude, et *d'autres aussi prématurées*, amènent un amaigrissement très-préjudiciable à l'âge où le corps a besoin de toutes ses ressources pour achever son développement.

Le jeune homme ivre fait la honte de ses parents; adonné à ce vice mortel, il les mine au lieu de les aider, leur manque de respect au lieu de les honorer, se soustrait à leurs conseils, à leur légitime autorité.

Chez un veuf sans enfant ou un célibataire, l'ivrognerie n'est pas moins honteuse et funeste, puisqu'il offre, par une pareille conduite, un très-mauvais exemple, porte atteinte aux bonnes mœurs, et provoque le scandale.

L'ivrognerie conduit à la colère, à la manifestation de la haine et de la vengeance, aux querelles, au sang, à la prison et même à l'échafaud. Celui qui s'y livre, devient capable de porter un coup mortel que ne peut excuser le vin, ni devant la morale, ni devant les tribunaux, puisqu'un homme haineux pourrait avoir recours à ce moyen pour croire se venger impunément. L'homme ivre est un homme qui se place volontairement sur la pente de tous les crimes : l'un se tue, l'autre tue. Si l'on comptait le nombre des crimes que la fréquentation des cabarets occasionne, on se montrerait plus sévère envers les hommes que l'abus des boissons spiritueuses rend si souvent coupables, après avoir troublé leur raison et altéré dans leur cœur tous les sentiments de famille ; envers ces êtres qu'une funeste passion finit par plonger dans la misère et l'abrutissement, et les placer tôt ou tard entre le vol, le meurtre ou le suicide. D'après les calculs qui ont été faits, l'ivrognerie est l'unique cause des sept huitièmes des crimes, d'un quart des attentats contre les personnes, des trois quarts de ceux contre les propriétés et des quatre cinquièmes des délits. Voici un autre calcul : si l'on fait cinq parts des meurtres, des assassinats, des vols, des rixes, des adultères, des viols et de toutes les mauvaises actions, on trouvera que les quatre cinquièmes ont pour cause les excès dans les boissons alcooliques. On a calculé encore que le sixième des suicides, en France, a lieu pendant l'ivresse. D'un autre côté, on a reconnu que sur 45,609 morts accidentelles, de 1834 à 1841, il y en a eu 1622 causées par l'ivrognerie.

Personne n'ignore qu'elle diminue la longévité ou abrége les jours de l'homme, en engendrant une foule de maladies la plupart incurables, telles que l'*hydropisie,* de là l'adage : qui vit dans le vin, meurt dans l'eau ; les *obstructions,* l'*apoplexie,* la *paralysie,* les affections nerveuses, le

tremblement des membres, les affections cancé-
reuses de l'estomac et des autres voies digestives,
surtout quand les boissons spiritueuses sont prises
à jeun ; les congestions vers la tête ou *hémorragies cérébrales*, l'*inflammation du foie*, la *phthisie
pulmonaire*, une chaleur vive qni dévore les
entrailles, les maladies aiguës ou irritantes, et
les maladies chroniques ou enracinées depuis
longtemps, et même l'*aliénation mentale* ou la
folie, affection cérébrale caractérisée par des désordres de la sensibilité, de l'intelligence et de la
volonté. Dans les maisons d'aliénés, cette cause
figure pour un dixième. On cite aussi des cas de
combustion spontanée, déterminée par les excès
d'eau-de-vie, c'est-à-dire que le corps s'est
allumé et consumé dans les plus vives souffrances,
sans qu'il ait été possible de donner aucun soulagement. De pareils faits se sont produits
dans l'espace d'une nuit.

Les ivrognes forment le principal contingent
de la mortalité dans la plupart des épidémies. Il
est de fait que le plus fort tempérament est
bientôt ébranlé et usé par l'ivrognerie. Au foyer
domestique, elle finit par détruire l'autorité pa-
ternelle, et celle du mari par l'absence de raison,

de jugement, de bons procédés à l'égard de sa femme. L'ivrognerie refroidit le cœur et mène à des vices dont les liens de la famille se ressentent gravement. Compagne de la misère, elle est le plus mauvais prélude au mariage qui, entre honnêtes gens, ne peut être dissous que par la mort : tandis que de bonnes habitudes sont des garanties de paix et de santé, de santé et de bonne constitution même pour les enfants qui naîtront du mariage. Les constitutions sont héréditaires et les fautes des parents viennent peser douloureusement sur leurs descendants et atteindre même une ou deux générations. De là l'obligation impérieuse pour tout homme de veiller sur sa conduite, qu'il soit ou non marié.

En finissant ce chapitre, qu'on nous permette une digression qui s'y rattache.

Le *vin* ne porte aucun préjudice à l'homme raisonnable. Pris avec réserve et modération, il possède toutes les qualités propres à maintenir la santé, à prévenir beaucoup de maladies, parce qu'il contient de grandes propriétés médicales. Aussi est-il très-utile pour hâter le rétablissement de la santé dans une foule de cas. Le médecin Grant en a fait le plus heureux essai dans une maladie épidémique qui régnait à Rouen.

On peut dire que rien dans la nature n'est mauvais en soi ; il n'y a que l'abus qui gâte tout ; l'abus convertit une foule de substances en poison, ou les rend plus ou moins nuisibles. Le jus de la pomme et de la poire, le cidre et le poiré, si commun en Normandie, pris avec excès, occasionnent, comme la bière, une ivresse plus longue et plus dangereuse que celle qui vient du vin, et surtout du vin naturel ou non sophistiqué.

Le *café*, dont l'usage en France remonte à Louis XIV, vers 1669, est aussi pernicieux à certaines organisations, à certains tempéraments ; il provoque des accidents de tremblement, de l'excitation prolongée, de l'insomnie, de l'agacement nerveux, surtout lorsqu'on y mêle des liqueurs fortes. Les personnes dont les nerfs sont facilement irritables, celles qui sont menacées *d'hémorragie*, celles que l'on désigne sous le nom de sanguines, ne retirent de l'usage du café que des effets pernicieux. Le café au lait est un aliment insuffisant, non réparateur, et qui débilite ceux qui en font leur repas ; une soupe quelconque lui est bien préférable pour l'ouvrier qui va au travail ou qui y est depuis plusieurs heures. Si un homme vient à faire excès de vin et de café trempé d'eau-de-vie poivrée, rendue par là bien plus forte, il tombera malade peu après ou sur-le-champ. C'est ce que l'on voit plus souvent parmi les ouvriers des villes qu'à la campagne, parmi les matelots en rade, les pêcheurs, les rameurs, etc. Si les excès dans le manger sont préjudiciables à la santé, les excès dans le boire ne le sont pas moins, comme on vient de le voir. La vigne porte trois sortes de raisins : le plaisir, l'ivrognerie et le repentir. Le glaive a tué moins d'hommes que l'intempérance : il n'y a pas de vice sur la terre plus grossier et plus brutal que l'ivresse.

CHAPITRE VIII.

Dégradation et dépérissement des classes ouvrières. — Quelques remèdes.

Tous les ouvrages d'hygiène un peu complets s'occupent de l'objet de ce chapitre et donnent les plus grands détails et développements sur la matière. Pour notre but, quelques indications seront suffisantes.

Le dépérissement de la classe ouvrière dans les grands centres manufacturiers est un fait qu'on ne saurait mettre en doute, et c'est surtout par le peu d'aptitude de cette classe au service militaire, à cause de sa débilité et de sa petite taille, que ce dépérissement se fait sentir et se voit comme à l'œil.

Il y a en France plus de 5 millions d'ouvriers industriels proprement dits qu'on peut classer de la manière suivante : L'industrie cotonnière compte plus d'un million d'individus, parmi lesquels il y a plus de 150,000 enfants, dont nous nous sommes occupé dans des *Lettres aux industriels*, sous le rapport de l'instruction élémentaire ou primaire. L'industrie lainière et la fabrication du drap emploie plus de 500,000 ouvriers. Ensuite viennent les industries linières, chanvre et lin, puis les dentelles, blondes, tulles, broderies. L'industrie de la soie occupe 300,000 ouvriers au moins, le tissage en occupe 400,000. Dans les manufactures d'indiennes, teintureries, il règne ordinairement une température humide de 35 à 40 degrés. Enfin se présentent les ateliers de construction et les raffineries de sucre.

Les causes de dégradation des nombreux ouvriers de tous ces établissements se trouvent dans
les circonstances suivantes : Les habitations trop
petites, malsaines, obscures et humides, souvent
éloignées d'une lieue de l'établissement où travaille l'ouvrier; — les vêtements insuffisants en
hiver et conservés, mouillés ou humides, pendant
le travail; — l'absence de lit ou de couvertures
assez chaudes; — la nourriture insuffisante ou
malsaine, souvent froide; — le manque de propreté; — le travail imposé par les parents à des
enfants trop jeunes, faibles et débiles, dont le
développement physique commence à peine; —
la journée des ouvriers souvent trop longue, et
le manque de repos le *dimanche*, de ce jour qui
doit être réservé pour l'esprit, l'âme et le cœur,
pour l'instruction et la régénération de l'homme; —
le salaire insuffisant, de là des privations préjudiciables au corps; — l'ivrognerie qui absorbe
le gain nécessaire pour la nourriture, le vêtement
et le logement; qui spécule sur les bras d'une
épouse épuisée ou sur de trop jeunes enfants; —
le libertinage, la corruption prématurée des deux
sexes, là procréation d'enfants délicats et faibles.
Les villes où l'on compte le plus d'*enfants naturels*

sont les villes manufacturières; sur 920,000 enfants qui naissent par année en France, il y en a 75,000 sans pères connus.

Comment remédier à tant de maux, à tant de désordres? Voici d'excellents moyens : La disparition de l'ivrognerie. Cette amélioration de l'ouvrier dépend de sa volonté, il est vrai, mais il faut que la législation lui vienne en aide, ainsi que les maîtres qui l'emploient. — La disparition du libertinage. Pour cela, les meilleurs moyens à employer sont l'éducation morale et religieuse, dès le bas âge ; la séparation des sexes dans les ateliers, autant que possible, et le mariage à la place du concubinage. — La cessation de la malpropreté. Les bains publics y aideront puissamment dans les villes, ainsi que des primes de propreté aux ménages pauvres.— Les encouragements des maîtres aux caisses d'épargne, de prévoyance, aux sociétés de secours mutuels entre ouvriers en cas de maladie ; les encouragements à toute école destinée aux enfants des ouvriers. Ce n'est pas seulement à la lecture, à l'écriture et aux éléments du calcul, du dessin linéaire et de la mécanique qu'il faut chercher à étendre leur instruction, on doit insister sur l'éducation morale et religieuse qui contribue à leur enseigner la probité , l'obéissance et la bienveillance. Une pareille direction les préservera du mensonge, du vol, de la paresse, de la rébellion, et, plus tard, en fera d'honnêtes, de vertueux et laborieux pères de famille. Les maîtres savent bien distinguer ceux qui suivent une ligne de conduite aussi louable et aussi avantageuse.

Nous n'avons pas cru nécessaire d'étendre davantage ce chapitre qui offre en substance l'hygiène des divers corps de métiers, les causes des maladies qui les atteignent, et les principaux moyens de les en garantir. Nous allons voir maintenant comment l'ivrognerie était traitée autrefois, et quelle était la répression de ce vice destructeur de la moralité, de la paix, de la santé et de la vie.

CHAPITRE IX.

Répression ancienne de l'ivrognerie. — Réforme des mœurs. — Le dimanche au point de vue hygiénique.

L'histoire montre qu'un peuple sobre est bon et hospitalier, que ses mœurs sont douces, tandis que rien ne tend plus à endurcir et à corrompre que l'état de gêne et de souffrance dans lequel plongent les excès et la brutalité de l'ivresse.

Chez les anciens Grecs, à Athènes, Dracon punissait de mort les ivrognes. A Sparte, Lycurgue ordonna d'arracher toutes les vignes. Pittacus, roi de Mitylène, avait rendu une loi qui infligeait une peine double à celui qui avait commis un crime dans l'état d'ivresse. Zaleucus, roi et législateur des Locriens, ne permettait l'usage du vin qu'aux infirmes, et le défendait à toute autre personne sous peine de mort.

Une ancienne loi de Rome prescrivait à chaque citoyen de bonne famille de ne boire de vin qu'à l'âge de 30 ans, et encore avec la plus grande modération; elle en interdisait entièrement l'usage aux femmes.

Les rois de France ont souvent combattu l'ivrognerie, tant par l'élévation des impôts que par des voies de rigueur. Un édit de François Ier, rendu le 30 août 1536, condamnait les ivrognes à des peines très-sévères. En voici le 1er article: « Et pour obvier aux oisivetés, blasphèmes, homicides et autres inconvénients qui arrivent d'ébriété, est ordonné que quiconque sera trouvé ivre soit incontinent constitué et détenu prisonnier au pain et à l'eau, pour la première fois ; et si secondement il est pris, sera outre ce que devant, battu de verges au défaut, dans la prison, et la tierce fois sera fustigé publiquement, et s'il est incorrigible, sera puni d'amputation d'oreille et d'infamie et bannissement de sa personne, et il est par excès recommandé aux juges, chacun en son territoire et district, d'y regarder religieusement ; et s'il advient que par ébriété ou chaleur de vin, les dits ivrognes commettent un mauvais cas, ne leur sera pour cette occasion pardonné, mais seront punis de la peine due au délit et davantage pour la dite ébriété à l'arbitrage du juge. »

La suite des temps a prouvé que tous ces moyens ont abouti à peu de chose, ou sont restés impuissants ; et ainsi l'on doit reconnaître que les lois en opposition avec les mœurs sont éludées ou tombent bientôt en désuétude.

Ce sont les mœurs qu'il faut réformer, et une réforme, c'est-à-dire une transformation fondamentale, une régénération est une affaire individuelle ou de chacun en particulier.

Dans ce but, plusieurs pays ont institué des sociétes spéciales. En 1805, New-York, à la suite d'un remarquable sermon, eut une société qui fit prévaloir les avantages de la tempérance. En 1813, la Société de Massachusetts se forma à Boston dans le but de combattre l'intempérance; enfin, en 1826, la Société américaine fut créée, et elle posa comme principe l'abstinence complète des liqueurs spiritueuses, à laquelle ses membres prenaient l'engagement de souscrire. Dans l'Amérique du Sud, 70,000 personnes portent la médaille de tempérance. Plusieurs ouvrages sur l'Amérique nous ont appris qu'aux États-Unis on incarcère tout homme surpris de boisson sur la voie publique. On est de plus en plus persuadé, surtout dans le Massachusetts, que l'ivresse est la mère du crime, et que la plupart des actes de violence sont commis ou dans l'état d'ivresse, ou par des personnes qui ont l'habitude de la boisson. Les amis des sociétés de tempérance répètent sans cesse que le meurtre est en principe ou en germe dans l'alcool.

En Écosse, en Irlande et en Angleterre, il y a 850 sociétés de ce genre qui comptent 1,640,000 membres; la Hollande et la Suède en ont 332, la Norwège 128.

Des chiffres prouvent que le nombre des meurtres a sensiblement diminué au sein des États qui sont entrés dans la voie de la réforme que nous signalons. Il est à désirer que la France fasse à son tour un sérieux essai des mêmes moyens, mais il faut qu'elle agisse, qu'elle mette la main à l'œuvre sous l'influence de convictions religieuses profondes et avec persévérance, autrement ce serait en pure perte.

En attendant que notre pays entre dans cette voie, la proscription impitoyable de l'ivrognerie, du libertinage, a été tentée avec succès au sein de plusieurs de nos fabriques, à l'imitation de Mayenfeld en Islande. Dans quelques-uns de nos établissements, il est de règle que tout travailleur trouvé ivre ou manquant à l'atelier le lundi, est passible d'une amende; en cas de rechute, il s'expose à l'expulsion temporaire ou définitive. Les ouvriers du Havre qui ont une caisse de secours mutuels, offrent un exemple précieux à cet égard. Leur règlement porte que celui qui sera adonné à l'intempérance, sera expulsé du sein de la société. A Lille et à Cambrai, les ouvriers qui, sans motif légitime, ne travaillent pas le lundi, sont privés des secours du bureau de bienfaisance pendant un mois. Si le fait se renouvelle, malgré les admonitions bienveillantes, les secours sont supprimés pendant trois mois et même tout à fait. Un préfet a pris un arrêté par lequel il sera refusé, dans son département, du travail de l'État à tout individu qui ne se mettra pas à l'ouvrage le lundi comme les autres jours.

Il serait à souhaiter que le dimanche fût au moins observé, au point de vue hygiénique, par tous les chefs d'établissements, par les ouvriers eux-mêmes et les cultivateurs. L'observation de ce jour doit être acceptée, non-seulement pour les devoirs religieux, mais aussi pour le repos du corps. Il est de la plus haute importance pour la morale et pour l'hygiène publique et privée, pour la paix et le bonheur des familles. C'est le travail fait dans ce jour qui amène ordinairement le chômage du lundi, chômage qui diminue les ressources nécessaires à la subsistance de la semaine, et qui devient une cause de ruine de la santé. La commission, nommée en 1834 par MM. les préfets de la Seine et de police, a montré que, le lundi, il entrait dans les hôpitaux de Paris plus de malades du choléra que les autres jours. Beaucoup d'hommes qui se livrent à leurs occupations ordinaires toute la matinée du dimanche, font des excès déplorables le soir même et le lendemain. Ils abusent de la vie, ne songent à aucune épargne ni pour eux, ni pour leur famille qui gémit dans le besoin. Ce genre de vie conduit à la criminalité, et amène des maladies honteuses qui épuisent le corps, et qui, dans le mariage, tendent à rompre ce lien sacré ou à le rendre détestable. De là aussi tant de cas de concubinage où règne l'immoralité la plus profonde, où les enfants demeurent sans direction, et sont témoins des désordres de ceux qui les nourrissent en les envoyant honteusement mendier, ou se perdre dans l'affreuse prostitution. On a calculé que sur 4850 prostituées, 622 n'avaient pas de père connu, ce qui démontre combien est grand le libertinage, et quels sont les fruits de l'abandon des enfants.

Frappée des ravages croissants causés par l'ivrognerie, la Société d'émulation d'Abbeville (Somme) a proposé le projet suivant :

Art. 1er. L'ivresse est un délit.

Art. 2. Tout individu en état d'ivresse sera puni d'une amende de 1 à 5 francs, et 1 à 15 jours de prison, et du double en cas de récidive.

Art. 3. Les débitants convaincus d'avoir vendu du vin ou des liqueurs à des personnes en état d'ivresse, seront punis d'une amende de 5 fr. à 150 fr. et d'un emprisonnement de 1 à 5 jours.

Art. 4. Les débitants seront punis des mêmes peines, s'ils ont vendu du vin ou des liqueurs à des enfants de moins de 16 ans.

Art. 5. La loi refuse toute action pour les dettes de cabaret.

Il s'agirait d'attaquer tout d'abord les causes ou les moyens de l'ivrognerie, c'est-à-dire de défendre à tout débitant de vin et de liqueurs de continuer son commerce, quand, à deux fois différentes, il aurait été convaincu de donner à boire chez lui à des individus déjà pris de vin ; et de lui faire payer une forte amende toutes les fois qu'une rixe aurait eu lieu dans son établissement entre des gens ivres et d'autres qui ne le seraient pas. La morale serait bien là tout à côté de l'hygiène.

Nous ne serions pas surpris que ces principes finissent par fixer l'attention, et qu'il parût bientôt une loi dans ce sens, l'ivrognerie étant une véritable atteinte portée aux bonnes mœurs, et à la moralité publique.

La réforme des mœurs réclame, des moyens divers, mais la seule puissance véritable est le christianisme accepté et pratiqué dans tous les rangs de l'ordre social. Des convictions éclairées et fortes peuvent seules opérer une salutaire réforme au milieu des populations. La foi morale séparée de la foi religieuse est impuissante pour réformer les mœurs d'un peuple. C'est pourquoi nous devons rappeler que la Bible, la Parole de Dieu, parle souvent de l'ivrognerie pour en montrer les conséquences, et elle déclare que *les ivrognes n'hériteront point le royaume de Dieu.* Quand les hommes cesseront d'être incrédules et impies, ils cesseront aussi d'être ivrognes.

Enfin, la médecine, comme la religion, proclame ce principe : La moralité est un élément de longévité. Espérons que l'ivrognerie deviendra le vice exceptionnel des natures incorrigibles. Alors l'hygiène aura fait un progrès immense dans la société, au sein d'une foule de familles, et le chancre de la misère trouvera là un remède puissant.

Nous terminerons ce chapitre en reproduisant une pièce administrative qui a trait à ce que nous avons dit du dimanche; c'est un arrêté du préfet de l'Yonne du 27 novembre 1856 :

« Vu les instructions ministérielles . . . . .

« Considérant que le repos du dimanche est aussi nécessaire à la santé qu'au développement intellectuel des ouvriers, et que, d'un autre côté, il est affligeant pour la morale et la religion de voir les convenances sociales et les traditions les plus vénérées ainsi méconnues et oubliées ;

« Considérant que si la volonté des citoyens doit être respectée en ce qui touche aux inspirations de leur conscience, il est loisible à l'administration de prendre, à l'égard des ouvriers qu'elle emploie, telles mesures qu'elle juge nécessaires pour remédier, autant qu'il est en son pouvoir, aux abus et aux graves inconvénients qui résultent de l'inobservation du repos du dimanche ;

« Arrête :

« ART. 1er...... le travail est interdit le dimanche et les jours fériés ..... dans les chantiers entrepris pour le compte du département et des communes (clause formelle au cahier des charges de toute adjudication) .....

« ART. 2. Il ne pourra être dérogé au précédent article que dans des circonstances exceptionnelles et d'une urgence *bien constatée* .....

« ART. 3. Les entrepreneurs et les agents de l'administration chargés de la direction ou de la surveillance des travaux, sont rendus responsables des infractions au présent arrêté . . . . .

Si nous avons cité cette pièce, c'est parce que le premier considérant rentre entièrement dans notre sujet, et envisage l'homme sous ses deux natures.

CHAPITRE X.

Résumé aphoristique et principes conservateurs de la santé.

1. Le bonheur comprend la santé, des goûts simples, des mœurs pures, des croyances sincères et la réciprocité cordiale des affections ou de l'attachement.

2. La santé est un trésor ; c'est l'état normal de l'homme, ou l'exercice libre et parfait des organes de son corps, et l'harmonie qui existe entre eux. — La santé est nécessaire à l'homme pour remplir les devoirs que Dieu lui impose. La santé est toute la fortune de l'ouvrier.

3. La maladie est le dérangement des fonctions de nos organes, c'est l'épreuve des constitutions.

4. L'hygiène prévient les maladies en détruisant les prédispositions qui les font naître ; c'est

l'art de conserver la santé. Sa mission est d'assurer à tout homme le bénéfice de son organisation, sa mesure primordiale de longévité.

5. Le premier précepte de l'hygiène est le renouvellement de l'air respiré. Le premier besoin de l'homme, c'est de respirer; nous respirons de 22 à 26,000 fois par jour. Il nous faut une quantité d'air pur suffisante pour respirer librement et pour vivre. Nous nous nourrissons d'air, comme nous nous nourrissons de pain : l'air est le pain de la respiration, nous le respirons au lieu de le manger, c'est l'aliment de la vie; c'est la première et la dernière nourriture de l'homme. Il se mêle au sang ; tel air, tel sang.

6. L'air pur est souvent le meilleur des remèdes ; les influences de l'air sont considérables dans l'inflammation de poitrine ou la pneumonie.

7. L'atmosphère est le champ de la vie : c'est cette masse d'air qui entoure la terre de tous côtés, et dans laquelle sont plongés tous les corps qui existent à sa surface. L'homme est lié à l'atmosphère par des rapports nécessaires, constants, non interrompus, qui sont en harmonie avec son organisation et la condition de son existence.

8. L'air non renouvelé est impropre à la respi-

ration, et surtout fatal aux enfants. — L'action de l'air est également efficace pour fortifier ou pour troubler la santé.

9. La vapeur du charbon ou de la braise devient mortelle dans certaines circonstances.

10. Le sommeil cesse d'être une réparation des forces, s'il est pris dans un air vicié, ou un air trop frais. Autant la chaleur du jour peut faire de bien dans le sommeil, autant la fraîcheur de la nuit peut faire de mal.

11. L'instituteur doit tenir sa classe propre et aérée : il n'aura rien dans son système de correction qui gêne ou compromette le développement du corps de l'enfant.

12. Les enfants sont en germe la force des États. Le premier intérêt de la société est d'avoir des membres sains de corps et d'esprit. En forçant au travail manuel un enfant de 10 à 12 ans, on ruine sa santé, il devient scrophuleux, rabougri, rachitique ; il est toujours malade et malheureux.

13. Le bain froid convient surtout à l'enfance, si aucune infirmité ne s'y oppose.

14. Élever les enfants trop chaudement, c'est remplir un froid cimetière, disent les Anglais.

15. La vaccine a, en quelque sorte, fermé une porte à la mort. Où régne une maladie épidémique qui atteint les enfants, excepté dans le cas de variole, on attendra pour vacciner.

16. La propreté est une vertu, c'est la mère de la santé, c'est la moitié de la vie. Il est rare qu'une femme qui est sale sur sa personne, tienne bien sa maison. La malpropreté engendre les poux, la gale, les dartres et d'autres maladies de la peau.

17. L'eau-de-vie et la pipe à *jeun* sont tôt ou tard nuisibles à la santé, et font le plus grand mal à l'enfant.

18. Les odeurs fortes sont nuisibles aux malades ; les fleurs sont dangereuses pendant le sommeil. Aucune fumigation ne peut remplacer l'aération.

19. Ne mettez jamais côte à côte dans le même lit un malade et un bien portant. On peut prévenir le mal en en évitant la cause. La coqueluche, la rougeole, la scarlatine se propagent d'individu à individu ou sont contagieuses; on a prétendu qu'il en était de même du choléra.

20. La pustule maligne atteint les cultivateurs appelés à soigner des animaux qui ont le charbon malin.

21. Les poussières des ateliers sont nuisibles aux poumons. Les rhumes ont fait plus de mal que la peste et la guerre.

22. La peur peut occasionner l'épilepsie, des affections nerveuses et convulsives, surtout chez les enfants, comme aussi la jaunisse ; une colère violente peut amener les mêmes résultats.

23. Les devoirs envers les malades sont les plus sacrés de la famille et de l'humanité. L'homme étant corps et âme, les malades réclament des soins matériels et des soins spirituels. Rien n'est plus à désirer pour la santé du corps que la conservation de celle de l'âme.

24. Bonne humeur, caractère doux et facile, empire sur soi-même, aident à traverser une maladie, à marcher vers la convalescence et le rétablissement. Convalescence demande grande prudence pour éviter rechute. Le travail du convalescent doit être proportionné à la renaissance de ses forces ; son meilleur travail est le repos. La conduite des convalescents est besogne d'hygiène. On doit proportionner la nourriture non à la faim du malade ou du convalescent, mais à la faculté digestive de l'estomac. Il y aura gradation dans le régime. Tant qu'un malade a de mauvais levain

dans l'estomac, plus on lui donne d'aliments, plus on l'affaiblit. Dire que manger ou boire ce qui flatte et fait plaisir, ne peut nuire, c'est une grave erreur, c'est un préjugé qui peut tuer malade et convalescent.

25. Viande bien mâchée, est à demi digérée. Manger trop vite, c'est s'exposer à des maladies d'estomac et d'intestins. Ce qu'on mange, n'est pas ce qui profite, mais ce qu'on digère. Ceux qui ont maigri par une longue maladie ou en peu de temps, il faut les fortifier en leur faisant prendre lentement et peu à peu de la nourriture.

26. Dans la maladie et la convalescence, il faut préserver le moral de toute cause d'agitation. Une mauvaise nuit attend le malade qui parle trop ou qui entend trop parler autour de lui; son pouls est agité.

27. Défiez-vous des guérisseurs qui font les généreux pour recevoir davantage.

28. L'emploi du camphre réclame le plus grand discernement; cette substance, vu sa grande vogue au milieu des populations, peut devenir mortelle entre des mains inhabiles ou ignorantes, de même que le chloroforme. L'ignorance est un crime lorsqu'il s'agit de la santé et de la vie. Celui

qui ordonne des remèdes sans autre connaissance du mal que l'inspection des urines, est un fripon, et le malade qui les prend, une dupe. Il ne peut être que très-dangereux de mettre des drogues qu'on ne connaît pas, dans un corps qu'on connaît encore moins. Le succès des remèdes dépend de l'exacte connaissance du mal. L'exercice illégal de la médecine ne peut passer pour de la charité chrétienne.

29. Des mœurs de la famille dépend la santé habituelle de ses membres. L'hérédité n'est pas la maladie même des parents, mais la disposition à la contracter.

30. Une vie active est le rempart le plus puissant de la vertu et l'égide de la santé. Une vie sage, régulière et sobre se lie à la moralité. La tempérance est une des sources fécondes de la santé et de la longévité, parce que c'est la vertu qui règle les passions.

31. Il n'est sauce que d'appétit; les mets les plus grossiers sont agréables, lorsque la faim est là.

32. Tête fraîche, pieds chauds et ventre libre. Le refroidissement des pieds occasionne des dérangements qui dégénèrent en maladies.

33. Le bon ou le mauvais état du corps dépend

en grande partie du régime. Pour se bien porter, sur son appétit demeurer.

34. L'exercice, la sobriété et le travail sont trois médecins qui ne trompent pas. L'exercice est une des meilleures provisions de la santé. La seule sobriété guérit des maux presque incurables, et rétablit les santés les plus ruinées. Le travail honore l'homme : que l'homme prenne garde de déshonorer le travail.

35. Un livret de caisse d'épargne à côté d'un carnet de boulanger sont des certificats de bonne conduite.

36. L'ennemi de toute épargne est l'ivrognerie, l'inconduite en général. Qui du vin est trop ami, de soi-même est ennemi : l'intempérance dégrade l'esprit et le corps. Qui vit dans le vin, meurt dans l'eau. La vigne porte trois espèces de raisins : le plaisir, l'ivrognerie et le repentir. Le glaive a tué moins d'hommes que l'intempérance. Il n'y a pas de vice sur la terre qui perde plus d'hommes et qui détruise plus de biens que l'ivresse. Les quatre cinquièmes des mauvaises actions ont pour cause l'excès des boissons alcooliques.

37. L'âme d'un gourmand est tout entière dans son palais ; il n'est à sa place qu'à table.

38. Le pire estat de l'homme, c'est où il perd la cognoissance et gouvernement de soy.

Les liqueurs fortes ont été la malédiction de l'ouvrier. Le premier pas vers la dignité de l'homme, c'est de renoncer à ce qui de l'homme fait une brute. Celui qui devient mendiant parce qu'il s'est fait brute, est vraiment misérable.

39. L'ivrognerie use le plus fort tempérament: rien n'use et ne détruit plus facilement la santé que l'irrégularité de la vie. Un corps usé par les excès ne répond point à l'action des remèdes.

40. L'ivrogne jette au vent les années précieuses de la force et du travail. Ce distique populaire est vrai :

Homme de vin,
Homme de rien.

Un mauvais sujet devient bientôt un mauvais citoyen.

41. Le vin pris avec réserve possède des qualités propres à maintenir la santé et à prévenir beaucoup de maladies.

42. Les excès de l'eau-de-vie, du cidre, de la bière, sont encore plus nuisibles à la santé que ceux du vin. La soupe le matin l'emporte sur le verre d'eau-de-vie.

43. La combustion humaine est sans remède.

44. Le café est pernicieux à certains tempéraments ; ce n'est point un réparateur.

45. Les sociétés de tempérance ont diminué le concubinage et les meurtres.

46. L'observation du dimanche aurait une haute importance pour l'hygiène et la moralité. La moralité est un élément de longévité.

47. La vie de famille est une condition de bien-être et de santé.

48. Le chômage partiel ou total du lundi est une cause de ruine de la santé.

49. La mort accidentelle ou volontaire est une déviation des lois de la nature. La mort volontaire ou préméditée est un crime. Celui qui se porte au suicide jouissant de ses facultés intellectuelles, est un criminel. Prenons garde à notre jugement dans ces circonstances.

50. Les misères qui accablent la société ne peuvent disparaître ou être déracinées que par le concours de la religion, de la morale et de l'hygiène.

Il serait à souhaiter que ces simples principes, ces espèces de maximes pénétrassent profondément toutes les couches de l'ordre social ; que riches et pauvres, industriels, manufacturiers, cultivateurs et ouvriers de tous les états en fissent une application consciencieuse, chacun dans sa sphère d'activité, dans la place importante ou infime qu'il occupe au milieu de ses semblables.

Le nombre des malades ira sans cesse en décroissant, à mesure que se perfectionnera et s'appliquera la science de l'hygiène. Faisons-en donc dans nos maisons, et que les médecins ne se ménagent ni ne se lassent à cet égard, surtout quand ils entrent dans la demeure du pauvre, où il faut aimer à s'asseoir et à donner des conseils.

Il est prouvé, par les statistiques et une foule de documents, qu'on trouve les maladies les plus désastreuses et les plus graves dans les diverses parties du globe où l'hygiène publique et privée est moins avancée. Et passant du général au particulier, la même observation s'applique au réduit de l'indigent. Si la médecine guérit les individus, l'hygiène sauve les masses.

3.

CHAPITRE XI.

Analyse d'un Mémoire sur l'organisation de la médecine des pauvres en France.

Comme nous l'avons dit au commencement de ce Manuel, si nous donnons cette analyse, c'est parce que la matière de ce Mémoire se rattache directement à plusieurs objets qui sont traités ou indiqués ici.

L'*Avant-propos* du Mémoire montre l'actualité du sujet, vu le grand nombre de pauvres qui, dans les villes et les villages, occupent des bouges, des réduits malsains, habitent des chaumières, des cabanes, des logements sans plancher, et dont l'air méphitique est ce qu'il y a de plus préjudiciable à la santé. Ceux qui naissent, vivent et meurent dans de telles conditions, sont dignes de toute sollicitude, surtout lorsqu'ils se trouvent sous le poids d'une longue maladie et sans le secours de l'art. Soulager tant de misères, y porter remède, c'est donner gloire au christianisme vivant et pratique.

Le *chapitre I*er présente la situation des malades des villes et des campagnes, et compare leur position respective. Les malades des villes ont plus de secours que ceux des villages, tant pour ce qui concerne le médecin que pour ce qui regarde la pharmacie. Néanmoins leur situation n'a pas rencontré, jusqu'ici, de secours efficaces ou complets dans les diverses institutions qui existent : cela est surtout vrai pour les ouvriers pauvres des campagnes, que leur indigence ou leur éloignement des villes prive des secours de l'art. De là les progrès du charlatanisme médical et chirurgical parmi les ignorants ou les crédules. La médecine finit par ne rien être pour le pauvre livré à lui-même, qui n'a pas le moyen d'appeler à lui le médecin pour le soulager ou le guérir. Un des spectacles les plus douloureux de notre état social, c'est le dénûment dans lequel gisent une foule de malheureux malades. Il y a là une grande plaie à sonder.

Le *chapitre II* a pour but de montrer qu'il est absolument nécessaire d'en venir à une organisation de la médecine des pauvres ; qu'il y a une raison sociale et politique, pour que le pauvre n'éprouve aucune interruption dans son travail ou qu'elle soit la moins longue que possible. Là se trouve une cause profonde de paupérisme et de mendicité, dès qu'un homme a ses bras seuls pour toute ressource. Le célèbre auteur de l'*Esprit des lois* estime qu'*un homme n'est pas pauvre parce qu'il n'a rien, mais parce qu'il ne travaille pas*, épigraphe et idée fondamentale de notre Mémoire. Rendre au pauvre son travail par une prompte guérison, c'est lui conserver son pain, c'est nourrir son ménage. Un pays qui délaisse l'indigent en proie à la maladie, s'infeste de mendiants, de gens sans foi ni loi, de vagabonds, de malheureux, qui ne tardent pas d'en venir au communisme pratique par tous les moyens, de porter atteinte à la propriété, ou qui laissent à la charge de la société ou d'une commune des veuves et des orphelins. Ce délaissement enfante aussi des suicides. Ainsi, sous plusieurs rapports, cette grande question doit être résolue par les gouvernements qui veillent sans cesse à la sécurité et à la paix intérieure. Louis XIV a déclaré que c'est un devoir de l'État de veiller au soulagement des pauvres, et, sans contredit, le premier soulagement est le rétablissement et la conservation de leur santé.

Le chapitre III parle des essais tentés par les conseils généraux et les préfets pour résoudre ce problème de toutes les époques.

Un certain nombre de départements se sont occupés de l'organisation d'un service médical pour les indigents, comme ceux de la Sarthe, de la Moselle, de Saône-et-Loire ; mais il faut citer surtout celui du Bas-Rhin qui est doté, depuis 1810, d'une institution qui a été perfectionnée et qui néanmoins laisse encore à désirer. Elle est due au dernier préfet qu'eut Strasbourg sous l'Empire, homme capable, charitable et dévoué, auquel cette ville a élevé une statue. Cette institution doit aussi beaucoup à M. Migneret, préfet actuel.

Il est à remarquer que le corps médical au congrès de 1845, ne s'est pas montré favorable aux médecins cantonaux : les uns ont demandé des médecins communaux, d'autres qu'on conservât les médecins cantonaux, en en augmentant le nombre.

Les commissions d'hygiène publique et de salubrité sont appelées à faire le plus grand bien parmi les classes pauvres, puisqu'elles doivent être spécialement consultées sur les objets suivants : assainissement des localités et des habitations, mesures à prendre pour prévenir et combattre les maladies endémiques, épidémiques et transmissibles ; propagation de la vaccine ; organisation et distribution de secours médicaux aux malades indigents ; moyens d'améliorer les conditions sanitaires des populations industrielles et agricoles ; salubrité des ateliers, écoles, etc. Mais il ne faut pas que ces commissions existent seulement de nom. Quoi qu'il en soit, il y a encore à considérer que beaucoup de maladies des pauvres sont inhérentes à leurs métiers ou à leurs professions.

Le *chapitre IV* présente les essais tentés dans les villes pour résoudre le problème.

Une foule de localités font beaucoup pour soulager l'honnête ouvrier qui tombe malade ; mais il arrive aussi que le vice et le désordre sont mieux traités à domicile que la vertu laborieuse, patiente et économe dans certains établissements publics, selon les renseignements qu'a eus l'auteur. Dans la Haute-Garonne, les médecins et les pharmaciens ont formé des associations en faveur des malades pauvres ; et que ne fait-on pas pour eux dans une foule de villes, telles que

Paris, Lyon, Bordeaux, Arras, Lille, Angers, Dijon, Besançon, Mulhouse, Strasbourg? Mais ces villes sont loin d'être la France entière, et tout ce qui se fait par le plus louable individualisme, ne prouve rien contre la nécessité d'une organisation médicale en faveur des pauvres.

Le *chapitre V* fait connaître les essais tentés dans les communes rurales, pour aider efficacement les pauvres qui tombent malades au milieu de leurs travaux.

Ici, la médecine gratuite a été confiée aux bureaux de bienfaisance et aux troncs des aumônes d'églises ; ressources insuffisantes qui n'ont offert que le plus léger palliatif, et encore dans un nombre très-restreint de communes. Tant qu'on n'ira pas plus loin, les pauvres souffriront beaucoup et feront souffrir, d'une manière ou d'une autre, ceux qui les aiment et les aident. Il faut aimer les pauvres pour les soulager. L'auteur demande que la question soit à l'étude partout, dans le plus simple cabinet, comme dans les bureaux des fonctionnaires.

Le *chapitre VI* s'occupe des essais tentés par les établissements industriels et les sociétés de secours mutuels pour résoudre le problème.

C'est un grand bienfait que d'attacher un médecin et un pharmacien à un établissement, par une faible retenue faite à l'ouvrier, et mieux sans retenue aucune, mode dont nous connaissons un seul exemple. Mais il n'y a pas de fabriques dans tous les départements, dans toutes les villes, d'autres en comptent fort peu, et chacun n'y trouve pas du travail. Ces essais partiels, y compris les sociétés de secours entre ouvriers, sont admirables, sans doute, mais insuffisants. Il est vrai que si tous les départements avaient imité celui des Bouches-du-Rhône qui ne comptait pas moins, il y a sept ans, de 140 de ces associations mutuelles où l'on est admis de 12 à 50 ans avec garanties de moralité, tant de misères qui tendent souvent à compromettre le repos public, auraient diminué d'une manière sensible. Le gouvernement, avec le concours des préfets, ne manquera pas de prendre l'initiative d'une grande mesure.

Le *chapitre VII* montre la haute convenance d'un système d'ensemble dans le soulagement des pauvres, et pour l'appuyer, quelques renseignements statistiques sont nécessaires.

Il y a en France, sans compter l'Algérie, 449 villes (86 chefs-lieux et 363 arrondissements) où l'on fait plus ou moins pour les indigents. En y ajoutant les chefs-lieux de cantons, au nombre de 2847, on aurait 3296 communes qui offrent des secours médicaux à leurs malades pauvres, en observant que les chefs-lieux de cantons ne peuvent faire que fort peu. Quoi qu'il en soit, la France comptant environ 36,835 communes, il resterait toujours à soulager, à notre point de vue, les indigents de 33,541 communes, chiffre imposant qui révèle les plus grandes obligations; les devoirs les plus pressants et les plus impérieux. Quel est le chiffre de ces pauvres-là? Il est énorme!

Le *chapitre VIII* présente le système de l'auteur sur la matière et ses moyens d'exécution. Chaque commune aurait un ou plusieurs bureaux de soulagement pour les malades pauvres, selon la population; l'ecclésiastique ou le plus ancien des ecclésiastiques du lieu le présiderait. Les ressources seraient fournies par le budget communal, par un secours du bureau de bienfaisance qui, alors, ne s'occuperait plus de cette spécialité; par le budget départemental, et en cas d'épidémie par des secours directs de l'État, à l'instar du gouvernement turc. Chaque année, le bureau choisirait le médecin de la commune, et ferait avec lui un abonnement fixe par course. Le médecin ne visiterait la première fois que sur une invitation d'un membre du bureau. L'institution communale de l'auteur, associant quelques communes entre elles, présenterait toute garantie aux malades pauvres. Un inspecteur par canton ne recevrait que de simples frais de tournées, s'agissant d'une mission de dévouement et d'abnégation qui ne peut être confiée qu'à des hommes bien connus par leur charité, qui ne craignent pas de s'asseoir au milieu de la misère souvent la plus dégoûtante, mais en même temps la plus digne de pitié et d'intérêt. Strasbourg a 178 inspecteurs des pauvres.

Le *chapitre IX* a dû être consacré a prévenir et à combattre certaines objections plus spécieuses que solides et embarrassantes. Il est vrai que les pauvres, ou du moins un certain nombre, ne seront pas traités tout à fait gratuitement, puisqu'ils paieront quelque chose par le budget de leur commune et par leur faible contribution à l'État. Mais ils profiteront de cette petite part fournie par eux et grossie des parts de ceux qui, par leur position, ne peuvent figurer sur la liste des indigents. C'est le riche qui vient en aide au pauvre, rien de plus chrétien. Si le bureau de bienfaisance fournit quelque chose au bureau de soulagement médical, cela n'est pas détourné de sa destination, puisqu'il s'agit d'en faire un emploi tout à l'avantage des pauvres.

Le système proposé n'est pas une taxe des pauvres mise sur les riches, puisque les pauvres eux-mêmes y apporteront leur contribution, tout en jouissant seuls des bienfaits de l'institution. Ce système tend à diminuer le nombre des pauvres et non à l'augmenter, à moraliser et non à développer la fainéantise et la corruption. Il ne tend point à détruire ce qui existe, mais il veut l'étendre, le répartir, le diriger vers tous, faire entrer l'intérêt de clocher dans la règle générale, dans un système qui embrasse la France entière comme d'un vaste réseau.

Le travail présente pour *conclusion* que la charité évangélique n'a pas trouvé dans les institutions existantes sa meilleure et dernière expression. Généraliser le bien, l'étendre partout, dans toutes les communes de France, voilà la solution du problème, le seul moyen de remédier efficacement au paupérisme, à la mendicité, au vagabondage, à une foule de désordres et de crimes qui en sont très-souvent la conséquence.

Le travail se termine par le *vœu* que le Gouvernement et les préfets prennent au sérieux la question d'économie chrétienne qui a fait l'objet du Mémoire, puisqu'il en résultera le plus grand bien pour la société, pour les classes pauvres et pour ceux qui sont mieux partagés de la fortune. L'auteur est convaincu que son système peut être appliqué avec succès sur la plus vaste échelle, comme dans un rayon restreint, dans un seul département, comme dans tous à la fois. Il appelle à l'œuvre les hommes de cœur qui ne reculent pas à la vue de la misère ou de la gêne pressante, à la vue d'une grande plaie, mais qui désirent et s'efforcent de soulager, sachant, comme le déclare l'Évangile, que nous sommes membres les uns des autres : épîtres de S. Paul aux Romains XII, 5 ; aux Ephésiens IV, 5 ; aux Galates VI, 2. Le christianisme seul est la clef de tous les problèmes moraux et sociaux. « Puissent de philanthropiques institutions faire arriver un jour, jusque dans la chaumière du pauvre habitant des campagnes, les secours gratuits de l'art. »

CHAPITRE XII.

Démarches de l'auteur pour l'application de ses vues, ou
pour fixer l'attention sur l'objet de son mémoire.

Comme ce travail sur l'organisation de la médecine des pauvres se fait remarquer par son
caractère pratique, il nous est venu à la pensée
d'en écrire à M. le préfet du Doubs, qui nous a
répondu : « J'aurais du plaisir à conférer avec
vous à ce sujet éminemment moral et philanthro-
pique. Il me serait fort agréable d'avoir, en attendant, la communication de votre Mémoire, et
je vous serais très-reconnaissant de me l'envoyer,
si vous le jugez à propos, sous le couvert de
M. le maire de votre résidence. » — Nous nous
sommes empressé de répondre à cette bienveillante demande.

Peu après, M. le préfet a adressé à MM. les
maires de son département une circulaire où l'on
remarquait les passages suivants :

« Dans la plupart des communes rurales, l'habitant pauvre est souvent, en cas de maladie,
privé des secours de la médecine.

« Quand le malade a empiré au point de déterminer sa famille à appeler le médecin, il n'est

déjà plus temps ; la maladie est devenue mortelle ou incurable ; en sorte que le cultivateur honnête et laborieux qui, jusque-là, avait pourvu à la subsistance des siens, non-seulement ne peut plus rien pour eux, mais encore a la douleur de voir qu'il leur est à charge, qu'il devient un fardeau pour la commune ou le département.

« Pénétrez-vous de cette maxime d'un grand écrivain : *Un homme n'est pas pauvre parce qu'il n'a rien, mais parce qu'il ne travaille pas.* La moralité, la fortune, l'honneur de l'homme sont dans le travail ; mais comme il n'y a pas de travail, sans santé, la société, et dans le cas particulier, l'administration qui la représente, doit s'appliquer à lui en conserver la faculté et les moyens. Je recommande à votre attention la plus sérieuse cette question importante.

« Après de mûres réflexions, j'ai été conduit à penser que le plan d'une organisation de secours médicaux pourrait être dans le département d'une exécution facile . . . . .

« Je ne doute pas que mes efforts et les vôtres ne soient couronnés d'un plein succès. Un résultat contraire accuserait un égoïsme détestable, un oubli complet des devoirs qu'impose aux autori-

tés municipales leur position envers leurs con-
citoyens . . . . . »

D'un autre côté , à une communication d'un
extrait de notre Mémoire, M. le ministre de l'intérieur, de l'agriculture et du commerce nous a
transmis cet accusé de réception significatif :

« Vous m'avez fait l'honneur de m'adresser un
extrait de votre Mémoire à la Société académique
de la Loire inférieure sur l'organisation de la
médecine des pauvres en France.

« Je vous remercie, Monsieur, de cette communication ; je lirai avec intérêt votre travail qui
renferme , je n'en doute pas, des vues utiles, et
qui témoigne, en tout cas, de votre louable sollicitude pour les classes pauvres. . . . »

Le *Moniteur* a ensuite inséré cette belle et
chaleureuse lettre-circulaire du ministre adressée
à tous les préfets :

« Les villes sont généralement dotées d'établissements charitables où l'ouvrier indigent et malade
trouve les secours qui lui sont nécessaires ; mais
les campagnes n'offrent à nos laboureurs aucune
ressource de ce genre. L'ouvrier des champs
n'est que trop souvent exposé à souffrir, isolé,
sans médicaments ni médecins.

« La charité, la justice, la bonne politique
veulent un remède à cet affligeant état de choses:
sous leur bienfaisante inspiration, l'institution des
médecins cantonaux a été adoptée par plusieurs
départements. Dans le Loiret, par exemple, sage-
ment réglementée, elle rend depuis trois ans les
plus touchants services, et partout où s'essaie
cette organisation de la médecine gratuite, les
bons effets en sont chaque jour constatés par la
reconnaissance de nos populations rurales.

« Le gouvernement de l'Empereur porte au développement de cette bonne œuvre un intérêt
paternel : appelez sur elle, Monsieur le préfet,
toute l'attention, toute la bienveillance de votre
Conseil général. Je désire vivement que, par un
vote de subside, il vous en permette l'organisation complète et efficace, ou que du moins, si
l'insuffisance des ressources départementales y
fait obstacle, il en consacre dès aujourd'hui le
principe par une première allocation ; si faible
qu'elle soit, votre zèle, le dévouement désinté-
ressé des médecins, les secours du Gouvernement, la charité de tous, aideront à faire le
reste . . . . . »

On reconnaîtra facilement qu'il y a une parfaite

unité entre les diverses parties de ce Manuel que nous croyons devoir compléter par un Dictionnaire qui fera la matière du dernier chapitre.

Dieu veuille que ce travail attire l'attention des cultivateurs et de toutes les classes de la société à qui nous nous adressons. Nous restons convaincu qu'il y a beaucoup de bien à faire dans les 33,540 communes rurales que nous avons signalées, comme parmi les gens de métiers et les pauvres. Nous sommes convaincu que le Chef de l'État et les autorités peuvent immensément dans toutes les questions et les matières que nous avons abordées ou traitées ici d'une manière plus ou moins complète, et à un point de vue essentiellement chrétien et pratique. Nous avons lu avec le plus grand plaisir que, par arrêté de M. le préfet de la Gironde, il a été établi, depuis le 1er janvier 1856, dans toutes les communes rurales de ce département non pourvues d'établissements hospitaliers, un service médical gratuit pour les indigents. Ce service comprend les soins médicaux et la fourniture des médicaments aux malades indigents. — Puisse-t-il s'étendre à toutes les communes de France, et rencontrer des autorités qui veillent à son maintien et à sa

prospérité ! Le préfet des Deux-Sèvres conformément au vœu émis par le Conseil général, a
institué, dans chaque canton du département,
un dépôt de médicaments qui sont distribués
gratis aux indigents malades des campagnes.
Chaque dépôt est sous la direction du comité
cantonal de charité. Le préfet du département
de l'Hérault a nommé une commission chargée
d'examiner chaque année les travaux des médecins
des pauvres ; deux médailles, l'une en or, l'autre
en argent, sont distribuées aux plus méritants.
Empressons-nous d'ajouter que le ministre de
l'intérieur a accordé une subvention de 2000 fr.
au département du Loiret pour le service de médecine gratuite établi en faveur des indigents des
campagnes.

Le progrès du bien finira par l'emporter sur
celui du mal ; le véritable amour du prochain finira
par triompher de l'indifférence et de l'oubli des
devoirs.

CHAPITRE XIII.

Dictionnaire des premiers soins dans les maladies et les accidents les plus fréquents, avant l'arrivée du médecin.

Avertissement sérieux.

Notre but, en donnant ce petit Dictionnaire est d'offrir ce qui se trouve, pour ainsi dire, à la portée de tout le monde, sans dépense, en quelque sorte, et sans qu'il en puisse résulter d'inconvénient. Nous ne sommes point partisan des remèdes de précaution ou de provision, des petites pharmacies de famille, parce qu'une foule de substances, de plantes, d'herbes et de drogues offrent souvent du danger entre les mains des personnes qui, comme nous, n'entendent rien à la médecine et aux maladies, n'en ayant fait aucune étude spéciale.

Les maladies, dont nous dirons un mot, seront indiquées sous leurs dénominations vulgaires et sous leurs noms anciens placés souvent à côté de ceux de la science ou de l'art, de manière qu'on aura tous les moyens de les retrouver dans la table des matières, placée à la fin du volume.

La médecine fait une distinction entre les *maladies aiguës* et les *maladies chroniques*. Les maladies aiguës sont celles qui surviennent sans prédisposition innée connue, pour ainsi dire par accident ou par une cause visible et sensible, par quelque imprudence, ou bien volontairement. Elles offrent toujours beaucoup de chances de guérison avec les secours de l'art réclamés à temps. Alors elles parcourent leurs périodes d'une manière rapide et déterminée.

Les maladies chroniques sont celles qui durent longtemps avant qu'on puisse les guérir, si elles ne sont pas incurables ou inguérissables ; ce sont celles dont la prédisposition est transmise par les parents. Cependant, il faut dire qu'une maladie chronique n'est pas toujours héréditaire, mais une maladie héréditaire devient essentiellement chronique. Les maladies chroniques, comme les maladies aiguës réclament promptement et absolument la présence du médecin, qui seul peut en apprécier et combattre les causes ; nous avons

parlé de quelques-unes pour en montrer la gravité et le danger.

Qu'on prenne acte que les faibles indications
que nous allons donner dans le but unique de
procurer quelque soulagement avant l'arrivée du
médecin, surtout après quelque accident ou dans
un mal subit, ne peuvent remplacer les ressources
et les secours de l'art ; c'est pourquoi nous nous
sommes abstenu d'offrir aucune formule, ordonnance ou prescription pharmaceutique proprement dite. Le *diagnostic*, c'est-à-dire la distinction des maladies d'après leurs caractères, ou la
connaissance du mal permet de prescrire les
remèdes convenables ou efficaces ; le médecin
seul le peut ; c'est là sa haute mission. Pour nous,
nous devions nous contenter d'indiquer les premiers soins à donner, afin de soulager le malade
le plus tôt possible. Tous ceux qui tiendront
compte de cet avertissement, nous comprendront,
et ne seront pas tentés de faire abus de ce petit
Dictionnaire des premiers soins à donner avant
l'arrivée du médecin. Pour la facilité des re-
cherches, nous avons pensé le placer après notre
Analyse de l'organisation de la médecine des
pauvres, qui se lie très-bien aux chapitres pré-

cédents. Afin que le lecteur ne se trompe pas sur nos intentions, il voudra bien lire encore les lignes placées à la fin du Dictionnaire.

N° 1.

Anévrisme, Battements ou Palpitations de cœur, Hypertrophie du cœur.

SYMPTÔMES. Palpitations fortes, continues, quelquefois douloureuses, se faisant sentir au creux de l'estomac; respiration gênée au moindre exercice; inégalité et fréquence du pouls, sans fièvre; maux de tête, saignements de nez. Plus tard les pieds se gonflent, l'enflure gagne le ventre, et l'hydropisie est générale. Les battements de cœur sont quelquefois simplement nerveux: le médecin seul peut en juger.

PREMIERS SOINS. En cas de grande gêne dans la respiration, bains de pieds ou de poignets avec vinaigre ou moutarde en poudre. Régime doux; grande sobriété; tranquillité de corps et d'esprit, point d'excitation. L'homme de l'art peut seul reconnaître s'il y a anévrisme, et lui seul ou la sage-femme *sous ses ordres* peut pratiquer la saignée.

Dans la *saignée*, on peut faire beaucoup de mal, si l'on vient à atteindre une artère qu'il ne faut pas confondre avec une veine ; ou bien si l'on extrait trop ou trop peu de sang, selon le mal. Quant aux *sangsues*, c'est encore au médecin à en prescrire le nombre. Les meilleures sont celles d'une taille moyenne qui s'attachent à la main. Avant de les mettre sur la place prescrite, il faut les envelopper dans un linge sec et un peu chaud, les mouiller avec un peu d'eau sucrée, ou bien les mettre dans une pomme creusée ; l'irritation produite par l'acidité de la pomme, les fait prendre plus promptement. On ne doit se servir des sangsues déjà employées qu'au bout de 12 à 20 jours. On les changera d'eau chaque jour. On ne doit plus s'en servir si elles ont été posées sur un mauvais mal ; elles ne doivent servir que pour la famille. Il faut avoir soin de laver et de raser la place où elles doivent mordre. Les sangsues ne peuvent pas toujours remplacer la saignée, et celle-ci les sangsues. Trop peu de sangsues quand il en faut beaucoup, fait du mal. Il ne faut pas oublier pour qui sont ces *observations*. Une sangsue peut tirer une demi-once de sang.

N° 2.

Aphtes, Mal de Bouche.

Symptômes. Petites ulcérations au palais de la bouche et sur la langue, chez les enfants surtout.

Premiers soins. Humecter souvent la bouche avec du lait, toucher les aphthes avec un petit pinceau chargé de miel rosat simple ou mêlé d'un peu de vinaigre. Tisane rafraîchissante.

N° 3.

Apoplexie.

α. Coup de sang.

Causes. Ce mal peut être causé par un soleil ardent, un accès de colère, un froid de pieds subit, par l'ivresse, la constipation, etc.

Symptômes. Suspension plus ou moins complète et subite du mouvement, du sentiment et de l'intelligence. L'hémorragie dans le cerveau est complète ou incomplète; incomplète, c'est le coup de sang, la congestion.

Premiers soins. Coucher le malade la tête et le front fortement relevés. Sangsues derrière les oreilles ou saignée au bras. L'âge et le tempérament guideront dans la quantité de sang à tirer; le médecin seul peut en juger. Frotter les jambes avec de l'eau-de-vie, ou bien poser des sinapismes de moutarde en poudre ou d'ail et de poivre: marteau plongé dans l'eau bouillante et appliqué sur les jambes pour y produire de légères brûlures en le promenant. Lavement avec 4 cuillerées de sel de cuisine.

b. Apoplexie des nouveau-nés.

CAUSES. Elle est produite par un *accouchement laborieux*, par la compression de la tête ou du cou de l'enfant.

SYMPTÔMES. Face noire, livide et gonflée; poitrine gorgée de sang; quelquefois une tumeur noire sur la tête.

Cette apoplexie réclame de la sage-femme connaissance, expérience, présence d'esprit et prudence, le traitement qui convient dans ce cas étant *nuisible* dans l'*asphyxie des nouveau-nés* mentionnée au n° 4, lettre *g*. Dans l'apoplexie, on doit couper de suite le cordon ombilical, tandis qu'on ne doit pas le couper dans l'asphyxie où il faut souffler de l'air dans les poumons, plonger l'enfant dans un bain d'eau tiède mêlée de vin ou de vinaigre. La sage-femme doit comprendre combien sa responsabilité est grande devant toute une famille et devant le juge suprême de la conscience.

N° 4.

Asphyxie.

CAUSES. L'asphyxie ou la suspension d'action des poumons ou de la respiration peut être produite par la vapeur du charbon, des fours à chaux, des cuves de raisin, des vins et d'autres liqueurs en fermentation ; par le défaut d'air respirable, par le froid, la chaleur, etc. C'est un état de mort apparente.

a. Asphyxie par la vapeur de charbon.

SYMPTÔMES. Pesanteur et douleur de tête, tintements d'oreilles, disposition au sommeil, diminution des forces, trouble de la vue, gêne de la respiration, suspension de la respiration et de la circulation du sang, mort apparente, face rouge ou violette, pâle ou plombée. On ne rencontre quelquefois qu'un certain nombre de ces symptômes.

PREMIERS SOINS. Exposer au grand air et même au froid, coucher le malade sur le dos dans un lit froid, la tête et la poitrine plus élevées que le reste du corps. Aspersion sur le corps d'eau vinaigrée, froide, frotter du même liquide. Essuyer avec une linge chaud, recommencer les aspersions et les frictions avec persévérance. Lavement d'eau froide avec un tiers de vinaigre, un second avec 2 ou 3 onces de sel de cuisine (1 once vaut 32 grammes). Promener sous le nez des allumettes soufrées enflammées, remuer doucement dans les narines la barbe d'une plume. Souffler de l'air dans la bouche avec un soufflet en imitant la respiration. Persévérance dans tous ces secours jusqu'à l'arrivée du médecin. — L'asphyxié revenu à la vie, on le mettra dans un lit chauffé; donner quelques cuillerées de bon vin chaud sucré.

b. Asphyxie des noyés.

PREMIERS SOINS. Transporter le noyé sur un brancard ou sur les mains jointes de 4 personnes, il sera presque assis; déshabiller, coucher sur le côté droit, tête découverte et un peu relevée en avant. Éviter toute forte secousse, ne point lever les pieds en l'air ou dresser sur la tête, ce qui peut amener l'apoplexie et la mort, comme on l'a vu maintes fois; lit modérément chaud, écarter doucement les mâchoires pour laisser échapper l'eau, passer sous le nez des allumettes allumées bien souffrées; réchauffer le corps lentement avec des pierres chaudes, des fers à repasser, frictions sur les côtés de l'épine dorsale avec une brosse sèche, avec de la flanelle chaude trempée dans de l'eau-de-vie; si le ventre est tendu, lavement avec une forte cuillerée à bouche de sel de cuisine; s'il n'y a aucun signe de vie, introduire de la fumée de tabac dans le fondement; donner un lavement purgatif; brûler dans la chambre beaucoup de vinaigre sur une pelle rougie. Le médecin ne peut arriver trop tôt.

c. Asphyxie par la chaleur.

PREMIERS SOINS. Placer le corps dans un endroit frais, enlever ce qui gêne la circulation du sang, bain de pieds chaud avec sel, lavement d'eau salée; 6 ou 8 sangsues derrière les oreilles, et à l'anus, si l'asphyxie se prolonge. Si l'asphyxie a été déterminée par l'action du soleil, mettre le malade à l'ombre, appliquer des compresses d'eau froide sur la tête.

d. Asphyxie par le froid.

PREMIERS SOINS. Envelopper le corps d'une couverture ou de paille serrée, ou de foin; tête nue et face libre; ôter les vêtements sans mouvements brusques, plonger le corps dans la neige, l'en frotter doucement du ventre vers les extrémités, puis avec des linges trempés dans l'eau à la glace, puis dans l'eau moins froide, enfin dans l'eau tiède. Réchauffer le corps lentement, ouvrir les portes et les fenêtres; souffler de l'air dans les poumons avec un soufflet en imitant la respiration. Les membres une fois déraidis, placer le malade dans un lit sec non chauffé; frictions avec brosses, lavements avec une cuillerée de sel dans un demi-litre d'eau, ou bien une demi-once ou 16 grammes de savon pour un demi-litre d'eau; aliments après rétablissement; point de liqueurs spiritueuses.

e. Asphyxie par la Foudre.

OBSERVATION. Le *tonnerre* est éloigné de 337 mètres, quand on peut compter une seconde de temps ou une pulsation artérielle entre l'éclair et le bruit; son éloignement sera double ou triple, si l'on peut compter 2 ou 3 secondes. Le cultivateur fuira les arbres comme abri, arrêtera sa voiture, ne courra pas.

PREMIERS SOINS. La personne frappée de la foudre sera mise au grand air, si elle n'y est pas déjà; la dépouiller de ses vêtements; frictions aux extrémités, presser légèrement la poitrine et le bas-ventre.

f. Asphyxie par pendaison, suspension ou strangulation.

PREMIERS SOINS. Couper le lien et descendre le corps en le soutenant; le placer de manière que la tête et la poitrine soient élevées; la chambre doit être aérée. Le médecin seul peut dire, s'il faut une saignée. On peut essayer 6 ou 8 sangsues derrière les oreilles, frictions avec brosses ou flanelle sous la plante des pieds et dans le creux des mains. Quand la vie revient, mêmes précautions que pour les autres asphyxiés.

g. Asphyxie des nouveau-nés.

CAUSES. Dépend d'un *accouchement* laborieux, avec perte de sang considérable, ou de la compression du cordon ombilical.

SYMPTÔMES. Le nouveau-né ne pousse aucun cri, il est pâle, décoloré ou violet; chairs flasques, membres souples et sans mouvement, mort apparente.

Rien n'est plus grave qu'un accouchement, deux vies sont en danger; et tout ce qui y tient est grave, les suites de couches, l'allaitement, les maladies des seins. A la campagne, chez les ouvriers en général et chez les pauvres, les mères n'observent pas un régime convenable pendant les premiers jours; elles se relèvent trop tôt et nuisent surtout à leur santé en allaitant trop longtemps, même après une dentition presque complète. Le manque de soins hygiéniques à donner aux femmes en couches, devient la cause fréquente de santés délabrées et de vieillesse prématurée, surtout à la campagne. Peut-être aborderons-nous ce sujet dans un manuel spécial de *La mère et ses enfants*.

N° 5.
Asthme : Respiration courte, vent court, courte haleine.

SYMPTÔMES. Difficulté de respirer sous forme d'accès, pendant la nuit surtout, suffocation momentanée à la suite de laquelle on peut vaquer à ses affaires.

PREMIERS SOINS. Aérer en ouvrant porte et fenêtres, éviter une chambre humide, les temps brumeux, le froid des pieds, les poussières des ateliers, du battage de grains, etc. Bain de pied prolongé avec sel et vinaigre ou moutarde en poudre. *Infusion* de camomille ou de tilleul. Éviter tout excès; les liqueurs fortes, l'eau-de-vie, le vin, le café noir sont nuisibles. Repas léger le soir. Cautère appliqué sur le bras.

OBSERVATION. L'*infusion* se fait en versant l'eau bouillante sur le *thé*; elle convient en général pour les fleurs et les feuilles; les infusions doivent être passées par un linge. Pour la *décoction*, il faut cuire; on cuit les *tisanes*, les plantes dures, les racines. Les thés et les tisanes ne doivent point être foncés, et on ne doit pas les étendre d'eau, quand ils deviennent trop foncés, il faut en faire d'autres.

N° 6.

Blessures, Plaies, Coupures.

PREMIERS SOINS. Faire saigner la plaie, la laver, prendre garde qu'elle ne renferme un corps étranger, une esquille, du verre, et alors ne pas chercher à la fermer. Certaines plaies peuvent être fermées promptement ou se ferment d'elles-mêmes ; d'autres réclament de suite le médecin, lorsqu'il y a perte considérable de sang et qu'on ne peut l'étancher, ou lorsqu'elle est fortement ouverte. Avant l'application de toute graisse, il s'agit de savoir si la plaie n'a pas besoin d'être rapprochée ou fermée en partie.

N° 7.

Brûlures.

PREMIERS SOINS. Tremper dans l'eau froide ou de glace pendant plusieurs heures de suite en renouvelant l'eau à mesure qu'elle s'échauffe, ou bien arroser malgré les cloches ou vessies, qu'on ne percera pas de suite ni trop tard. Ou bien application de coton cardé ou de la charpie la plus fine ; ou bien frotter d'huile d'olive fraîche et des blancs d'œufs battus ensemble à parties égales. L'encre à écrire appliquée sur la brûlure empêche les ampoules et apaise la douleur. Quand l'épiderme ou la peau n'est pas soulevée, on peut employer avec avantage la pomme de terre crue rapée ou coupée en tranches minces, de la mélasse, de la confiture ou gélée de groseilles.

Une brûlure superficielle très-étendue est dangereuse à cause des douleurs qui occasionnent une fièvre vive. Les plus dangereuses brûlures sont celles par les graisses, par la conflagration des vêtements que l'on doit enlever lentement, afin de ne pas déchirer ou arracher la peau.

N° 8.

Catarrhe, Rhume, Toux, Bronchite, Grippe.

SYMPTÔMES. Toux profonde, fatigante, avec ou sans fièvre; expectoration glaireuse, point de sang, chaleur dans la poitrine.

Un rhume ordinaire, un catarrhe mal soigné peut dégénérer en phthisie, pneumonie, catarrhe pulmonaire, fluxion de poitrine, dont nous dirons un mot plus loin. Les rhumes font plus de mal que la peste et la guerre.

PREMIERS SOINS. Bain de pieds au sel, infusion chaude de mauve, de violettes bien sucrées, eau de gruau sucrée ou miellée, transpiration, chaussure chaude, chambre sèche, lait de chèvre.

———

N° 9.

Charbon, Bouton malin, puce ou pustule maligne.

CAUSES. Toucher la laine ou la peau d'animaux morts de fièvre gangréneuse, ou le simple contact d'une grosse mouche qui vit ordinairement sur les charognes.

SYMPTÔMES. Demangeaison incommode, picotement vif, ampoule brunâtre, remplie d'eau rousse, d'abord grosse comme un grain de millet, puis comme une lentille. Le mal pénétrant dans la peau, les progrès sont rapides ; le centre de la tumeur est noir, il y a un point gangréneux avec inflammation ; suppuration abondante. A la dernière période, pouls fréquent et inégal, peau sèche, langue aride et brunâtre, feu intérieur qui dévore le malade ; faiblesse, envies de vomir, douleurs d'estomac, urine épaisse, enflure énorme. Mort. Dès le début du mal, le médecin est absolument nécessaire.

Le *charbon matin* diffère de la *pustule maligne*, en ce qu'il survient spontanément chez les individus qui mangent de la viande gâtée ; c'est un véritable empoisonnement.

N° 10.

Chlorose, Pâles-Couleurs.

SYMPTÔMES. Grande faiblesse, paleur, lèvres blanches, palpitations de cœur, anxiété, défaillance, fièvre lente. Maladie de jeunes filles.

PREMIERS SOINS. Bonne nourriture, promenade, air pur, vin, boire de l'eau dans laquelle on a fait infuser du vieux fer. Le médecin indique les pilules nécessaires.

N° 11.

Choléra.

SYMPTÔMES. Dérangement de l'appétit, gargouillements et douleurs d'estomac et de ventre, selles fréquentes, vomissements, crampes dans les mollets, faiblesse et suppression du pouls, refroidissement de tout le corps, sueur gluante,

PREMIERS SOINS. Garder le lit, boire une infusion de camomille, combattre la diarrhée au moyen d'eau de riz mêlée de sirop de coings, par des lavements d'eau d'amidon ou avec 6 à 15 gouttes de laudanum, suivant l'âge du malade; réchauffer le corps au moyen de briques chaudes ou de cruches d'eau, de sachets de son, de sable. Frictions sèches ou avec de l'eau-de-vie sur les jambes, cataplasmes de moutarde sur les membres, sur le ventre, sur l'estomac pendant 15 à 20 minutes à la même place; infusion chaude de menthe, gorgées d'eau très-froide pour tempérer ou arrêter les vomissements. Si la maladie a été combattue au moyen du laudanum pris à dose répétée, la convalescence est longue et pénible; une rechute est très-dangereuse. Le choléra n'est pas essentiellement contagieux; il attaque surtout les professions exposées au froid et à l'humidité. Éviter les excès, et surmonter la crainte, la panique.

N° 12.
Coliques.

CAUSES ET SYMPTÔMES. Douleurs plus ou moins vives dans le ventre occasionnées par hernie, constipation, par boissons, aliments, par parcelles ou poussières de métaux, par froid des pieds, etc.

PREMIERS SOINS. Cataplasme chaud de pain et de lait ou de farine de graine de lin sur le ventre : boisson chaude et diète. Pour coliques provenant de constipation, lavement d'huile d'olive ou d'eau de graine de lin passée à travers un linge de fil ; 6 à 12 têtes de *camomille romaine* pour 1 litre d'eau bouillante à jeter dessus, puis à passer par un linge au bout d'un quart d'heure pendant lequel le liquide a été bien bouché.

La farine de *graine de lin* ne se cuit pas ; mais se délaie dans de l'eau chaude, et le *cataplasme* s'applique entre deux linges ; on ne doit pas le laisser refroidir sur la partie malade ; s'il en faut un second, il doit être préparé d'avance.

———

N° 13.

Congestion du Cerveau, Coup de sang, *voir n° 3.*

SYMPTÔMES. Vertiges, pesanteur de tête avec ou sans perte de connaissance, tendance au sommeil, envie de dormir.

PREMIERS SOINS. Bain de pieds à la moutarde ou au vinaigre; les pieds deviendront rouges, sangsues à l'anus ou saignée au bras; le médecin de suite.

N° 14.
Constipation.

PREMIERS SOINS. Une fois par semaine prendre une once de manne dissoute dans du jus de pruneaux une heure avant le dîner et une heure avant le coucher. Ou bien deux ou trois jours de suite manger le matin une rôtie de pain arrosée de bonne huile d'olive; manger des pommes cuites avec beaucoup de beurre, et des pruneaux dont on boira l'eau. On ne doit pas recourir aux purgatifs violents; on peut prendre une ou deux cuillerées à café de magnésie dans un verre d'eau fraîche, ou bien une ou deux cuillerées à café d'huile de ricin.

N° 15.
Convulsions chez les enfants, Attaques de nerfs.

CAUSES. Dentition, vers, fièvres.

SYMPTÔMES. Yeux ouverts, grimaces de la bouche, bras et jambes raides; tête inclinée du côté opposé à celui des membres atteints de convulsions.

PREMIERS SOINS. Déshabiller, mettre en repos; donner de l'air dans la chambre sans que le malade soit exposé à un courant d'air; compresse d'eau froide sur le front; infusion de feuilles d'oranger à donner par cuillerées à café. Bain de pieds chaud avec deux poignées de sel de cuisine et un verre de vinaigre ou bien avec de la moutarde.

N° 16.
Coqueluche.

SYMPTÔMES. Toux convulsive revenant par accès, jusqu'à vomissement des glaires et des aliments; saignements de nez qui peuvent dégénérer en hémorragies opiniâtres. Un air malsain y prédispose. Les enfants qui en sont atteints ne doivent point fréquenter l'école.

PREMIERS SOINS. Régime sévère, surtout le soir; aliments légers, boissons calmantes, infusion chaude, bains de pieds dans les huit ou dix premiers jours; cataplasmes émollients sur la poitrine. Changer pendant un mois de lieu de résidence, s'il est possible.

N° 17.

Crachement de sang, Hémoptysie.

PREMIERS SOINS. Envelopper les pieds avec des compresses d'eau vinaigrée presque bouillante, cataplasmes de farine de moutarde sur les jambes, non entre deux linges. Si la toux est peu forte, compresses mouillées d'eau vinaigrée fraîche sur la poitrine. Boire une infusion de fleurs de mauve sucrée ; rafraîchir l'air de la chambre. Le malade ne parlera pas et observera un repos absolu. Le médecin jugera si la saignée est indispensable.

N° 18.

Crampes dans les jambes.

PREMIERS SOINS. Se lever aussitôt que le mal se fait sentir et marcher dans la chambre pieds nus. Bains, exercice. Comme préservatif, se frotter le soir avec de l'huile de laurier, et tenir la partie malade très-chaudement.

N° 19.

Croup, Étouffement chez les enfants; Laryngite couenneuse.

SYMPTÔMES. Inflammation du larynx ou canal qui conduit l'air aux poumons, voix rauque ou voilée, étouffée, semblable au cri du chien qui a un os au cou, toux sèche, suffocation, fièvre; un logement étroit et malsain y prédispose. Maladie très-grave, si ce n'est pas un faux croup, aussi exige-t-elle impérieusement les lumières de la science. Du soir au matin, l'enfant le mieux portant peut être mort. Veillez avec soin.

PREMIERS SOINS. Bain de pieds avec une poignée de sel; faire vomir avec eau chaude ou au moyen du doigt ou d'une barbe de plume introduite légèrement dans le cou. Mettre 3 ou 4 sangsues à l'anus pour un enfant de 4 à 6 ans; cataplasmes de moutarde autour des chevilles et sur les jambes jusqu'à ce qu'il y ait douleur. Si le mal est épidémique, on pourra avoir chez soi quelques grains d'émétique et même des sangsues.

N° 20.

Dartres, Rougeurs.

CAUSES. L'hérédité, la malpropreté, la misère, les passions, une nourriture trop excitante, l'abus des liqueurs fortes.

SYMPTÔMES. Inflammation de la peau s'étendant de proche en proche. Il y a des dartres de plusieurs espèces dont le médecin peut seul apprécier la gravité. Il y en a qui sont chroniques et peuvent se communiquer.

PREMIERS SOINS. Bains tièdes ou frais selon la saison ; petit-lait, tisane d'eau d'orge, de douce-amère, de houblon ou de racines de bardane, espèce de chardon fort commun ; purgatifs ; saignée, point d'échauffants. Les dartres rongeantes qui envahissent le nez, réclament le médecin sans retard.

———

N° 21.

Dévoiement, Diarrhée extraordinaire, Dyssenterie, Flux de sang, Cours de ventre.

CAUSES. Écarts de régime, variations atmosphériques ou de la température, refroidissement, usage de fruits verts.

SYMPTÔMES. Coliques avec épreintes au fondement, selles glaireuses teintes de sang ou sang pur avec tortillements dans les intestins. La dyssenterie *blanche*, non accompagnée de sang, est la plus dangereuse.

PREMIERS SOINS. Diète, lavement adoucissant à l'opium, prescrit par le médecin, cataplasme sur le ventre; en boisson ou en lavement 6 blancs d'œufs délayés dans une pinte d'eau avec du sucre sans faire mousser, ou lavement de graine de lin, d'eau de son; sangsues à l'anus. Air pur dans la chambre. La dyssenterie est grave quand elle est épidémique. Pour le simple *cours de ventre*, eau de riz, rien de relâchant et rien de cru.

N° 22.

Ecrouelles, Scrophules, Humeurs froides.

SYMPTÔMES. Engorgement des glandes qui se montre particulièrement au cou; suppuration, cicatrices, maladie grave, héréditaire.

PREMIERS SOINS. Air pur et sec, habitation saine, nourriture saine, bains de rivière en été ou bains salés ; grande propreté, lit dur. Les scrofules, humeurs froides ou écrouelles cèdent plus au régime et à l'hygiène qu'à la médecine.

N° 23.

Empoisonnement.

SYMPTÔMES. Ils varient suivant la cause de l'empoisonnement. Chaleur âcre au gosier et dans l'estomac ; douleur dans le ventre, l'estomac, le canal digestif, la gorge ; nausées, vomissements douloureux, bilieux ou sanguinolents, hoquet, difficulté de respirer, angoisses, pouls fréquent, irrégulier, soif ardente, membres inférieurs glacés, quelquefois chaleur intense, difficulté d'uriner. Teint pâle et plombé, perte de la vue et de l'ouïe ; agitation, cris, vertiges, envie de dormir.

PREMIERS SOINS. Lavements purgatifs, boissons adoucissantes et abondantes, tels que blancs d'œufs, lait, eau tiède, eau de savon.

a. Empoisonnement par les champignons.

OBSERVATION SUR LES CHAMPIGNONS. Les plus dangereux sont ceux dont on connaît des espèces vraies et des espèces fausses ; les genres qui contiennent les meilleures espèces sont également les genres dans lesquels se trouvent les plus dangereux. On les reconnaît à leur forte odeur, à leur couleur rougeâtre, plombée ou livide, ils renferment des vers, la cassure en est laiteuse; ils croissent dans une cave ou un bois épais et humide, sur de vieux troncs, sur des souches pourries, etc. Les espèces les meilleures, si elles sont trop mûres, peuvent causer des indispositions plus ou moins graves. Les oronges-ciguës, jaune, verte ou blanche sont de violents poisons. Il y a une grande ressemblance dans les agarics entre les espèces vénéneuses et celles qui sont comestibles ou mangeables. L'empoisonnement se manifeste 5 ou 7 heures, quelquefois 12 heures et 16 heures après le repas.

SYMPTÔMES. Tranchées dans le ventre, envies de vomir, chaleur d'entrailles, diarrhée, soif dévorante, pouls petit et fréquent.

PREMIERS SOINS. Tant que l'évacuation par haut ou par bas n'a point eu lieu, il ne faut donner ni vinaigre, ni eau salée, ni éther, parce que ces liquides dissoudraient la partie active ou vénéneuse dans l'estomac. En attendant le médecin, donner de l'huile, du lait, faire vomir, cataplasmes sur l'estomac ; donner un lavement avec 1 once de tabac et 2 litres d'eau, faire bouillir et passer dans un linge ; ce lavement doit faire vomir ; si l'on a de l'émétique sous la main, on en donnera 5 à 10 centigrammes dissous dans de l'eau chaude.

b. Empoisonnement par la ciguë des jardins.

OBSERVATION. Il y a *quatre espèces de ciguë* vénéneuse, mais la plus dangereuse est celle que l'on confond facilement avec le persil. La tige en est petite, souvent violette en bas. Écrasée entre les doigts, elle rappelle l'urine du chat ; il sort de sa racine un jus laiteux et blanc. Les fleurs de la petite ciguë des jardins sont blanches, tandis que le persil les a d'un vert jaunâtre.

PREMIERS SOINS avant l'arrivée du médecin : provoquer les vomissements et les selles ; faire prendre de l'eau vinaigrée à petites doses souvent renouvelées.

c. Empoisonnement par les baies.

La baie de *belladone* produit un empoisonnement avec délire : elle est noire, d'un goût doux et a la forme d'une petite cerise. Un journal de médecine a rapporté que 150 soldats français s'empoisonnèrent avec ce fruit. Il y a dans les forêts plusieurs espèces de baies bien dangereuses pour les enfants.

d. Empoisonnement par les émanations du plomb et par le vert-de-gris. Colique métallique ou des peintres.

OBSERVATION. Les peintres, les plombiers, les doreurs, les ouvriers sur cuivre, les potiers de terre et d'étain, les vitriers, les fabricants de glaces, de peignes de tissage, de couleurs, les fondeurs en caractères, les imprimeurs en taille douce, etc., sont sujets à la maladie appelée *colique de plomb* ou *colique métallique*.

SYMPTÔMES. Coliques sourdes, puis aiguës, insupportables ; bouche aride, envies de vomir, vomissement de matières amères, verdâtres, noirâtres ; constipation opiniâtre ou dévoiement ; ventre affaissé vers le nombril dans les fortes coliques.

PREMIERS SOINS. Lavement purgatif ou boisson purgative jusqu'à disparition des symptômes, ou eau tiède sucrée pour faire vomir, en mettant le doigt au fond de l'arrière-bouche ; boire des blancs d'œufs.

e. **Empoisonnement par l'indigo à bleuir et par l'huile de vitriol ou acide sulfurique.**

SYMPTÔMES. La bouche, le gosier, l'estomac sont brûlés. Le médecin le plus promptement possible.

PREMIERS SOINS. Gorger le malade d'eau chargée de craie pulvérisée ou de magnésie, 30 grammes ou un peu moins de 1 once pour 1 litre d'eau, blanc d'œuf délayé dans de l'eau, tisane de guimauve, de graine de lin et lavements de même nature ; gorger le malade d'eau tiède jusqu'à ce qu'il vomisse.

f. **Empoisonnement par morsure de serpent.**

OBSERVATIONS SUR LA VIPÈRE ET LA COULEUVRE. La *vipère* est le seul serpent à redouter dans nos climats, et il ne faut pas la confondre avec l'inoffensive *couleuvre*. La tête de la vipère, plus large que le corps, a la forme d'un cœur un peu tronqué ou sans pointe à cause du museau ; elle a une ligne noire transversale près du museau, derrière la tête deux lignes noires très-écartées en forme de V, et derrière chaque œil une large bande de la même couleur ; la vipère a les yeux vifs, l'iris rouge, la prunelle noire, la mâchoire inférieure jaunâtre, le bord de la supérieure blanc et noir.

La tête de la *couleuvre* est ovale; la morsure de ce reptile n'a rien de dangereux; tandis que la vipère, commune dans le midi de la France, a deux dents en forme de crochets percées d'un petit canal par lequel le venin est introduit dans la plaie faite par ces dents; mais il en faut beaucoup pour que la morsure soit mortelle. Ce venin qui vient d'une glande d'un volume considérable, est d'autant plus dangereux que l'animal est plus irrité, qu'il y a plus longtemps qu'il a mordu, ou qu'il déchire une partie plus voisine de la tête, du cœur ou des voies aériennes. Tout serpent doit être évité, si l'on n'a pas le courage de l'attaquer.

SYMPTÔMES. Douleur aiguë dans la partie blessée, puis dans le membre où est la blessure, enfin dans l'intérieur du corps. Défaillances, vomissements, mouvements convulsifs, pouls fréquent, irrégulier; respiration difficile, sueurs froides et abondantes, trouble de la vue et des facultés intellectuelles; le sang qui coule de la plaie est noirâtre. Si l'abcès devient considérable, le malade meurt.

PREMIERS SOINS. Lier un instant au-dessus de la blessure sans trop serrer, presser la plaie pour la faire saigner, tremper la partie mordue dans de l'eau tiède ou froide, puis l'envelopper d'un linge mouillé; cautériser la plaie avec un fer rougi au blanc ou avec la pierre infernale, dite nitrate d'argent, ou avec de l'eau forte, dite acide nitrique. On ne peut mettre trop d'empressement à appeler le médecin.

g. Empoisonnement par morsure d'animaux enragés.
Rage, Hydrophobie, Bave.

OBSERVATIONS SUR LA RAGE CHEZ L'HOMME ET CHEZ LES ANIMAUX. Il est sans exemple jusqu'ici qu'une personne enragée ait donné sa maladie à une autre personne, ni même à un animal. La salive des chevaux, des bœufs, des vaches, des moutons enragés ne transmet pas le mal à d'autres animaux. La rage ou hydrophobie se développe spontanément chez les chiens, les loups, les renards et tout le genre chat. Le chien n'aboie plus, il grogne sans sujet apparent. La loi sur la taxe des chiens est un bienfait incontestable.

SYMPTÔMES. La rage se montre chez la personne mordue au bout de 30 à 40 jours, et même 6 mois après. Des pustules sous la langue sont le signe de la rage chez l'homme. Il a horreur de l'eau et des corps luisants, il n'en est pas toujours de même chez le chien.

PREMIERS SOINS. Se laver soigneusement avec du vinaigre, si l'on a touché le cadavre d'un animal enragé. Mettre les vêtements de la personne mordue dans l'eau pour prévenir la contagion par la *bave* de l'animal, le virus de la rage résidant dans la salive de l'animal malade. Laisser saigner la plaie, la presser, la laver à l'eau tiède salée, ou avec de l'urine ou de l'eau de savon en employant un linge un peu dur, brûler la plaie profondément le plus tôt possible avec un fer rouge-blanc ou avec de l'eau forte, prendre garde à l'artère voisine. Régime sévère si le malade a de la fièvre. Le médecin est nécessaire de suite.

N° 24.

Entorse, Foulure.

SYMPTÔMES. La *foulure* est un premier degré de l'*entorse*. Ligaments tiraillés ou déchirés, marche empêchée, gonflement à l'articulation, épanchement sanguin, peau bleuâtre,

PREMIERS SOINS. Si la personne est robuste, baigner le membre 20 à 30 heures dans l'eau froide, ensuite compresses d'eau froide ou d'eau vinaigrée froide, on mettra 3 cuillerées à soupe pour un demi-litre d'eau. Se contenter de compresses s'il y a transpiration, ou si la personne est dans un moment qui ne lui permet pas de se mettre dans l'eau froide, comme après un repas. Le membre sera maintenu horizontalement; il faut conserver longtemps bandée la partie malade.

Si le charlatanisme réussit quelquefois ici, souvent il fait des boiteux ou prolonge le mal, parce que l'entorse peut être compliquée.

N° 25.

Épidémie.

PREMIERS SOINS ET PRÉCAUTIONS DANS TOUTE ÉPIDÉMIE ET PENDANT LE CHOLÉRA. Une maladie épidémique frappe, plus ou moins longtemps, un grand nombre de personnes à la fois dans une ou plusieurs communes Le *choléra* est plus épidémique que contagieux. L'expérience a démontré qu'on pouvait sans danger approcher et soigner des personnes atteintes de cette maladie.

L'intempérance, les excès de toute nature présentent un immense danger en temps de choléra ; les privations sont aussi funestes. Les vêtements seront chauds dans ces moments-là ; tout refroidissement favorise cette maladie. Les soins de propreté sont très-importants, et dans la maison, et autour, et sur soi. Il faut avoir soin de renouveler l'air des chambres où l'on couche, où l'on mange, où l'on cuit les aliments. Tant que l'on se porte bien, ne rien changer à sa nourriture ni à ses occupations ordinaires. Évitez la pluie, l'humidité, les boissons froides quand vous êtes en sueur. Ceux qui soignent les malades doivent prendre une nourriture fortifiante et rechercher, autant que possible, le grand air, prendre du repos dès l'instant que l'appétit se perd, se coucher si l'on éprouve des gargouillements d'entrailles, des coliques, et appeler le médecin. On doit se laver les mains deux ou trois fois par jour avec de l'eau fraiche et du vinaigre ou de l'eau-de-vie dans laquelle on a fait infuser du camphre. Il convient de répandre du vinaigre fort dans la chambre du malade. Toutes ces précautions sont sages. L'encombrement, le grand nombre de personnes dans les chambres peu aérées surtout, rend les maladies, en général, plus dangereuses, surtout les épidémies. On doit recevoir les vomissements et les selles dans des vases contenant du sel, du charbon pilé et même des cendres.

Dans toutes les maladies, la guérison dépend souvent des soins assidus et persévérants dont on entoure les pauvres patients.

N° 26.

Épilepsie, Mal caduc, Haut mal.

CAUSES ET SYMPTÔMES. Héréditaire, ce mal est incurable; causé par frayeur, il se guérit, surtout chez les enfants. Il se manifeste par chute et cris, perte subite de la connaissance, écume à la bouche, agitation et torsion des membres, yeux renversés, craquement horrible des dents.

PREMIERS SOINS. Coucher, avec précautions, le malade sur un lit, desserrer les vêtements, placer un bouchon ou un mouchoir entre les dents; donner des calmants après l'accès; de l'eau fraîche. Comme préservatifs, bains tièdes, privation de toute liqueur forte, saignées aux pieds sur conseils du docteur.

N° 27.

Érysipèle.

SYMPTÔMES. Inflammation ou rougeur vive plus ou moins foncée, et gonflement de la peau avec ou sans vésicules ou ampoules. Ce mal vient au genou et au visage où il est souvent très-douloureux.

PREMIERS SOINS. Manger peu, boire une tisane rafraîchissante, garder la chambre ; frictionner avec du saindoux très-propre, en appliquer une couche épaisse en cataplasme pour garantir de l'air frais. Une érysipèle légère peut se saupoudrer avec de la farine blanche bien sèche.

N° 28.

Esquinancie, Mal de gorge, Angine, Luette enflée.

SYMPTÔMES. Difficulté d'avaler, inflammation de l'arrière-bouche et des glandes, fièvre, respiration gênée, détresse pendant la nuit, rupture d'un abcès, crachement abondant de pus.

PREMIERS SOINS. Bain de pieds au sel et mieux à la moutarde, pas trop chaud, transpiration, gargarisme d'eau de feuilles de ronces et de miel, tisane d'orge, cataplasme autour du cou ; le mal augmentant y mettre de la poudre d'alun avec le doigt; poser des sangsues autour du cou, et après comme avant l'envelopper de flanelle. Le malade parlera peu.

OBSERVATION. Pour *gargarisme*, prenez moutarde commune 75 grammes, sel de cuisine 5 grammes, vinaigre ordinaire 10 grammes, eau froide ou chaude 192 grammes; ce mélange sera passé par un linge. Pour la *luette enflée*, gargarisme d'une décoction de racines de pissenlit.

———

N° 29.

Fluxion de poitrine, Point de côté, Inflammation du Poumon, Pneumonie.

SYMPTÔMES. Toux profonde et pénible, crachats jaunes ou teints de sang ou fortement rouillés, collant au vase qui les reçoit, un point de côté, fièvre, pouls plein, inégal; il y a évidemment inflammation du poumon.

PREMIERS SOINS. Infusion chaude de tilleul ou de mauves ou de coquelicots, placer sur le point un cataplasme de poireaux avec du sel et du vinaigre; sangsues ou saignée, et, avant tout et le plus tôt possible, appeler le *médecin*. *Toutes les fois qu'il y a crachement de sang venant de la poitrine*, prenez garde.

N° 30.
Fracture, Brisure.

OBSERVATION. La réduction de toute fracture exige une connaissance parfaite de la forme, de la structure et de la position des os; les *rebouteurs* augmentent souvent le mal, parce qu'ils ne connaissent pas le squelette humain composé d'environ 200 os.

SYMPTÔMES. Impossibilité de mouvoir la partie fracturée; l'os fait saillie sous la peau avant l'enflure, quelquefois perce la peau. L'enflure ou gonflement empêche de constater la fracture et la fait confondre avec l'entorse ou la luxation, ce qui arrive surtout aux gens qui ne sont pas de l'art.

PREMIERS SOINS. Éviter toute secousse, coucher le malade sur une planche plus longue que le corps, couverte de paille, d'un traversin et d'un drap. Veiller soigneusement à ce que les attelles et les bandes posées par le médecin ne se dérangent pas.

N° 31.

Furoncle, Fenonche, Clou.

CAUSES. Humidité, froid, sang échauffé.

PREMIERS SOINS. Cataplasmes émollients, arrosés de quelques gouttes de laudanum, si la douleur est très-vive ; boire 2 on 3 cuillerées par jour de levure de bière dans un verre d'eau.

Quand le clou perce, avoir soin de le presser fortement à sa base pour en faire sortir le germe ou bourbillon. La feuille de ronce écrasée fait mûrir et percer, ainsi que l'oseille fricassée avec du beurre frais ou de la graisse de porc.

N° 32.

Gale, Gratelle.

CAUSES. La malpropreté et les plaisirs crapuleux, le contact des personnes et des animaux sales.

SYMPTÔMES. Petites vésicules ou boutons pleins d'eau dans les plis des articulations, aux jarrets, aux poignets, entre les doigts ; demangeaisons. Croute mince, jaunâtre sur les boutons écorchés. Chacun d'eux renferme une espèce de ciron, appelé *acarus*, qui se loge sous la peau, la laboure et s'y multiplie rapidement. Maladie contagieuse qui se transmet par l'insecte. Elle revient quelquefois plusieurs années de suite.

Remède d'un docteur russe pour guérison très-prompte. Bain tiède la veille du traitement, frotter fortement le corps pendant une demi-heure avec du savon noir ; le lendemain 4 frictions, à 4 heures et à 10 heures du matin, à 3 heures et à 11 heures du soir avec la pommade suivante : fleur de soufre 1 livre, poudre de racine d'ellébore blanc 3 onces, nitrate de potasse 1½ once, savon vert 1 livre, saindoux 3 livres, puis un second bain savonneux. Purger ensuite ou boire quelque tisane amère. Changer de vêtements et de linge. Une gale mal guérie revient inévitablement.

N° 33.

Gastrite, Inflammation de l'estomac.

Causes. Usage de boissons fortes trop froides ou glacées.

Symptômes. Douleur fixe, chaleur vive, brûlante dans l'estomac. Mauvais sommeil, douleurs de membres. Vomissements ou envies de vomir, fièvre, grande soif, estomac sensible à la pression.

PREMIERS SOINS. S'abstenir de nourriture et de boisson irritante, de vin ; prendre du bouillon de veau, petit-lait, eau d'orge, eau panée, eau miellée. Si le mal augmente, la médecine a des moyens de guérison.

N° 34.

Goutte.

SYMPTÔMES. Douleurs vives dans les articulations avec inflammation ou gonflement inflammatoire. La goutte se porte sur les orteils, paraît avec fièvre près d'un mois, à des intervalles plus ou moins éloignés, devient dangereuse, si elle se jette sur les organes internes, si elle remonte, comme on dit vulgairement.

PREMIERS SOINS. Favoriser la transpiration ; si le malade est sanguin, recourir à la saignée ; compresses imbibées d'une décoction tiède de pavots, frictions avec du laudanum sur la partie douloureuse. Se nourrir de lait, porter flanelle sur la peau ; bains tièdes de temps en temps, se promener, se préserver de l'air froid et humide.

N° 35.

Hémorragie, Saignement extraordinaire.

a. Hémorragie nasale ou du nez.

PREMIERS SOINS. Si le saignement dure depuis longtemps, plonger les mains dans l'eau conservée toujours froide, en boire, se coucher, mettre beaucoup de charpie dans le nez, rester immobile; compresses d'eau fraîche sur les joues, sur le front, les tempes, le cou. Bain de pieds irritant, respirer de l'eau vinaigrée, élever pendant 15 à 20 minutes le bras correspondant à la narine qui saigne, ou les deux bras si les deux narines saignent.

b. Hémorragie par piqûres de sangsues.

PREMIERS SOINS. Appliquer sur les piqûres de l'amadou tenu sous le doigt, ou beaucoup de toiles d'araignées; boulettes de charpie ou de coton fin trempées dans de l'eau-de-vie et de la poussière de charbon à appliquer sur les piqûres; brûler les piqûres avec une aiguille rougie au feu, si l'hémorragie persiste. Cas qui exige beaucoup de présence d'esprit, et le médecin.

c. Hémorragie par plaie ou blessure.

PREMIERS SOINS. Lier fortement le membre au-dessus de la blessure et la couvrir de charpie ou d'amadou trempé dans du vinaigre, en attendant le médecin prévenu du cas grave. Si un vaisseau artériel est ouvert, la vie est compromise.

d. Hémorragie de varices.

PREMIERS SOINS. Les varices, les ulcères variqueux demandent une bande roulée autour de la jambe, ou une guêtre de peau appliquée sur la peau. Cas très-souvent grave qu'on néglige à la campagne.

N° 36.
Hernie, Rompure, Descente.

OBSERVATIONS. Il serait à souhaiter qu'il y eût en France, pour les pauvres, des sociétés de *bandages herniaires*, comme en Angleterre. Le roi Georges II avait promis 100,000 écus à celui qui trouverait la cure radicale des hernies. Les petites hernies sont souvent les plus dangereuses, ce qu'on ne croit pas à la campagne ; de là de graves accidents et la mort. La hernie chez les enfants doit être soignée immédiatement. Un bandage ne doit ni gêner, ni blesser, ni fatiguer ; pour ne pas le déranger, il faut le garder *même la nuit*. Toute personne qui en porte doit faire le moins d'efforts possible.

Symptômes. Selon l'espèce de hernie, boule plus ou moins grosse et visible; coliques occasionnées par la hernie étranglée, cas grave et souvent mortel.

Premiers soins. Coucher le malade sur le dos, la poitrine soulevée, les cuisses fléchies sur le bas-ventre. Cataplasmes de pain et de lait sur le ventre, compresses d'eau froide souvent renouvelées, lavement, boisson chaude, diète. Présence du médecin.

N° 37.

Hydropisie, Hydropisie de poitrine, Hydrothorax, Maladie de la plèvre: Infiltration, Hopitre.

Symptômes. Dans l'hydropisie ordinaire, il y a infiltration ou eau sous la peau, et la peau devient transparente; il y a aussi sécheresse de la bouche et gêne de la respiration.

Cette maladie demande à être combattue à son début, ainsi que l'*hydropisie de poitrine*, la *maladie de la plèvre* ou eau sous les côtes, marquée par une toux sèche et la difficulté de respirer.

Premiers soins. Provoquer les urines par du vin blanc dans lequel on fait infuser des baies de genièvre, tisane de racines de chiendent, thé de queue de cerises ; air sec et chaud, vésicatoire. Cas grave. Beaucoup de maladies se terminent par une hydropisie qui emmène le malade.

N° 38.

Hépatite, Inflammation du foie.

SYMPTÔMES. Douleur profonde, sourde ou aiguë au côté droit, gêne dans la respiration, toux sèche, impossibilité de se coucher sur aucun des côtés, douleur au creux de l'estomac et dans l'épaule droite, constipation, selles blanchâtres, fièvre.

PREMIERS SOINS. Diète, lavements, bains tièdes. Cas grave qui réclame de suite le médecin.

N° 39.

Ictère, Jaunisse, Bile répandue.

CAUSES ET SYMPTÔMES. Cette maladie peut être occasionnée par la frayeur, le chagrin, la colère, toute émotion violente, ou bien se manifester sans cause connue. La bile se mêle au sang, de là la couleur de la peau. Les urines déposent un sédiment rougeâtre. Dégoût général ; tristesse.

PREMIERS SOINS. Sobriété dans le régime ou les aliments, légumes verts, purgatif léger, petit-lait. Pour boisson, trois poignées de fraisiers, feuilles et racines, et trois onces (96 grammes) de raisins, faire cuire dans de l'eau de fontaine, puis passer par un linge.

N° 40.

Léthargie, Mort apparente.

PREMIERS SOINS. Faire respirer des odeurs fortes, du vinaigre, donner un lavement avec du sel de cuisine, frotter les pieds avec de la moutarde, du vinaigre. Persévérer jusqu'à l'arrivée du médecin. Si l'on est à portée d'une pharmacie y demander des sels pour les faire respirer.

N° 41.

Lombago, Mal des reins, Renais.

SYMPTÔMES. Douleurs vives au bas du dos, gênant les mouvements, empêchant de se ployer.

PREMIERS SOINS. Frictions avec camphre ou térébenthine, saignée ou ventouses, lavement purgatif; emplâtre de poix de Bourgogne sur le mal. Application de compresses de flanelle imbibées du liniment ci-après et sur lesquelles on entretient des briques ou des fers à repasser bien chauds:

huile de camomille camphrée 33 grammes, laudanum de Rousseau 2 grammes, extrait de jusquiame
2 grammes; mêlez et frottez la partie malade.

———

N° 42.
Luxation, Déboîtement, Os démis.

SYMPTÔMES. Os mobile, hors de sa cavité ou de
sa place : douleur vive et persistante, mouvements
impossibles comme dans la fracture. La partie
luxée perd sa forme. Cas grave s'il y a plaie;
prendre garde à une perte de sang abondante.

Mêmes soins que pour la fracture, voir n° 30.

———

N° 43.
Otite, Maux d'oreilles.

CAUSES. Corps étranger dans l'oreille, ou graine
de semence, ou insecte, ou froid, ou accumulation de saleté, peut aussi provenir du mal de dents.

PREMIERS SOINS. Verser de l'huile dans l'oreille
et l'y maintenir au moyen de coton. Extraire tout
corps étranger. L'huile sera chauffée si le mal
provient du froid; seringuer le fond de l'oreille
avec de l'eau tiède pour détacher la cire; faire
cesser le mal de dents.

———

N° 44.
Panaris, Mal blanc, Tourniole.

CAUSES. Piqûre, écorchure, contusion ou coup; les tailleurs, les couturières, les cordonniers, les cultivateurs, etc., y sont sujets.

SYMPTÔMES. Inflammation des parties molles des doigts. Deux espèces de panaris, l'un superficiel, l'autre profond. Dans le panaris superficiel la racine de l'ongle est décollée; dans le panaris profond les chairs près de l'os sont attaquées et quelquefois l'os lui-même; le doigt se déforme.

SOINS pour le *panaris superficiel*, cataplasme de mie de pain et de lait, bras en écharpe, point d'onguent. Le panaris étant mûr, on le perce avec un canif et on panse avec du cérat.

Dans le *panaris profond*, prendre garde à la gangrène; il est prudent de s'adresser au médecin.

N° 45.
Paralysie, Hémiplégie.

CAUSES. Passions vives, chute, froid humide, bain trop chaud, abus de liqueurs fortes, piqûre d'un tendon, saignée inopportune, vers, etc. La paralysie qui attaque seulement la moitié du corps est l'*hémiplégie*.

Symptômes. Privation plus ou moins complète du sentiment et du mouvement, ou de l'un d'eux seulement. Le docteur doit être appelé sur-le-champ.

N° 46.

Pleurésie, Pleurodynie, Fausse pleurésie.

Cause. Refroidissement brusque, suppression de la sueur.

Symptômes. Les mêmes que dans la *pneumonie* n° 29, douleur au côté, toux sèche, faiblesse et gêne dans la respiration, bouffissure de la face, infiltration des jambes. C'est surtout la maladie des ouvriers et des cultivateurs qui manquent de prudence après le travail.

Premiers soins. Application de sangsues sur le côté douloureux, ou bien vésicatoire; cas grave qui réclame de suite la présence du médecin. Au début de la maladie donner une tasse de vin chaud sucré est *très-dangereux*. Un écart de régime peut tuer le malade.

N° 47.
Phthisie pulmonaire, Pulmonie, Crachement des poumons.

CAUSES très-variées. Ce mal s'hérite des parents ou du moins la prédisposition ; un air chargé de poussière peut le déterminer, ce que prouve surabondamment une foule de fabriques.

SYMPTÔMES. Toux sèche, douleurs dans la poitrine, gêne dans la respiration, fièvre lente. Amaigrissement, sueurs, altération du timbre de la voix, chute des forces ; lorsque le malade crache du pus, on dit vulgairement qu'*il crache ses poumons.*

OBSERVATIONS ET PREMIERS SOINS. Dans les familles où cette maladie est héréditaire, éviter d'apprendre aux enfants des états ou métiers où l'air est chargé de poussière et où il faut être courbé sur le travail. C'est ainsi que souvent l'enfant ne doit pas prendre la profession de son père ou travailler dans le même établissement.

La médecine peut prolonger la vie d'un pulmonique.

N° 48.
Rhumatisme articulaire, musculaire, sciatique.

SYMPTÔMES. Douleurs plus ou moins vives dans les articulations ou dans un membre seulement, dans une hanche, à l'emboîture des cuisses,

CauSes. Refroidissement, suppression de la transpiration, humidité de l'air ; le rhumatisme sévit en automne et au printemps. Lés ouvriers, les cultivateurs, les hommes qui travaillent dans des cabinets, des chambres humides et à champignons visibles ou cachés, y sont sujets.

PREMIERS SOINS. Diète, repos, infusion de sureau, transpiration du membre malade ou de tout le corps ; ventouses ou saignée ; vésicatoires volants sans enlever la peau de la boucle après en avoir fait sortir l'eau ; panser avec du cérat ou du beurre bien frais, se couvrir le corps de flanelle ou de molleton, même au lit pendant la maladie. *Frictionner*, 4 à 6 fois par jour, la partie malade, sans l'exposer à l'air, avec un mélange de 45 grammes de baume tranquille et 8 grammes de chloroforme. *Pour boisson*, feuilles de frêne cueillies en mai ou en juin, lorsqu'elles suintent une espèce de gomme visqueuse, les sécher à l'ombre, en prendre 30 grammes, faire bouillir dans un litre d'eau de fontaine pendant un quart d'heure, ajouter une pincée de menthe poivrée ; en boire un verre, sucré ou non, matin et soir pendant 25 jours.

N° 49.
Rougeole.

SYMPTÔMES. Enchifrènement, éternuments, picotements dans le nez, saignement du nez, yeux rouges, larmoyants, assoupissement, toux, fièvre, mal de tête, taches rouges sur le corps, La rougeole se donne.

PREMIERS SOINS. Tenir soigneusement l'enfant au lit, boisson tiède, fleurs de mauve, de coquelicot avec sirop de gomme, diète pendant la fièvre. Dans la convalescence la peau pèle. Une rougeole mal soignée peut devenir mortelle.

N° 50.
Scarlatine, fièvre scarlatine, Fièvre rouge.

SYMPTÔMES. Délire, assoupissement, *mal de gorge*, éruption de petits boutons rouges remplacés par de larges taches d'un rouge écarlate, plus nombreuses, plus foncées et plus irrégulières que dans la rougeole.

PREMIERS SOINS. Se traite comme la rougeole, n° précédent. Dans la convalescence, la peau se débarrasse de son épiderme par larges écailles; c'est un signe certain de la fin de la maladie.

La *scarlatine maligne* est souvent mortelle.

N° 51.

Syncope, Évanouissement, Faiblesse, Défaillance, Lipothymie.

SYMPTÔMES. Pâleur et froideur excessives ; la peau se couvre de sueur ; suspension des battements du cœur, de la respiration et de la connaissance ; image de la mort.

PREMIERS SOINS. Coucher de suite le malade, l'exposer à l'air frais, lui jeter de l'eau froide au visage, lui faire respirer du vinaigre, le débarrasser de tout ce qui entrave la circulation, réchauffer les jambes ; si la syncope persiste, employer le marteau chaud comme au n° 3.

OBSERVATION. On évite l'évanouissement dans la saignée, en faisant mettre la personne sur un lit. La syncope met la vie en danger, si elle se prolonge, elle annonce une maladie du cœur. Le médecin doit être appelé immédiatement.

N° 52.

Teigne, Mâche, Maiche, Rogne.

CAUSES. Saleté, mauvaise qualité du lait de la mère ou des aliments ; mal aggravé par les poux qui disparaissent par la propreté.

5.

PREMIERS SOINS. Donner à l'enfant un meilleur lait, une meilleure nourriture ; le purger légèrement, lui nettoyer la tête chaque jour.

N° 53.
Typhus, Fièvre typhoïde, grave, maligne.

SYMPTÔMES. Douleurs de tête, stupeur, faiblesse générale, sommeil agité, délire, langue et lèvres brunes, surdité, souvent toux et diarrhée.

PREMIERS SOINS. Boisson gommée, lait caillé, lavement, cataplasmes sur le ventre. Dans le délire, sangsues derrière les oreilles. Maladie très-grave et qui demande les soins assidus du médecin. Air pur dans la chambre du malade.

N° 54.
Varices.

CAUSES. Dilatation de veine gorgée par un sang épais et ralenti dans sa circulation. Le siège ordinaire des varices est aux jambes et aux cuisses. Les personnes qui portent des fardeaux, qui font des exercices violents y sont sujets, de même que les femmes enceintes.

PREMIERS SOINS. Garder le lit, porter sur la peau une guêtre de peau, qu'on lacera graduellement.

N° 55.
Variole, Variolette, Varioloïde, Petite vérole.

SYMPTÔMES. Irritation de l'estomac et de la gorge, fièvre, douleurs dans les reins et le dos, petits points rouges isolés, pustules remplies de pus qui laissent de petites cicatrices irrégulières, mal de tête violent. La varioloïde présente des accidents moins graves que la variole, elle se montre dans les épidémies chez les personnes vaccinées depuis longtemps.

PREMIERS SOINS. Tenir le malade au chaud, point de refroidissement, diète, tisane rafraîchissante. Ouvrir avec une grosse aiguille les pustules les plus enflammées, quand elles sont mûres. Le médecin seul peut apprécier la gravité du mal. Il est bon de *revacciner* les enfants de 12 à 18 ans. Avant la découverte de la *vaccine*, la petite vérole dépeuplait des villages entiers, comme nous l'avons dit à la fin du chapitre Ier.

N° 56.
Vers, Affections vermineuses.
a. Vers chez les enfants.

SYMPTÔMES. Pâleur du visage, yeux étincelants avec un cercle bleu autour, démangeaisons des narines, haleine aigre, blancheur de la langue, sommeil agité, irrégularité dans l'appétit, afflux de salive à jeun, faim, coliques, affections convulsives, ventre dur.

PREMIERS SOINS. Donner eau d'absinthe marine, ou *semen contra* (barbotine, grain ressemblant à du cumin) pendant 10 à 15 jours une cuillerée à café mêlé dans du miel ; ou bien une cuillerée d'huile de noix le matin à jeun, ou bien 5 grammes de mousse de Corse dans 100 grammes de lait bouillant, qu'on passe à travers un linge, et qu'on donne en une seule fois.

b. Ver solitaire ou plat.

OBSERVATIONS. Les grandes personnes sont sujettes à différentes espèces de vers intestinaux qui existent dans les voies digestives et qui occasionnent des coliques ; il est plus ou moins difficile de les faire évacuer. Le ver solitaire ou *tænia* n'est pas solitaire ou seul, c'est une agglomération de plusieurs vers qui ont chacun une vie individuelle ; on le reconnaît à sa forme aplatie comme un ruban ou une bande de toile. Il y en a deux espèces.

Louis XVI avait acheté d'une dame Nouffer une recette pour faire évacuer ce ver qui suit les sinuotilés et contours des intestins. Nous ne pouvons donner ici ce remède, parce qu'il nous *a paru compliqué*, c'est l'affaire du médecin.

N° 57.

Vomissement de sang, Hématémèse.

SYMPTÔMES. Le sang qui vient de l'estomac est *noirâtre* et est *vomi*, c'est l'*hématémèse*; le sang qui vient du poumon est *vermeil* et est *craché*, accompagné de toux, c'est l'*hémoptysie*, n° 17. Ce sont des cas graves.

PREMIERS SOINS. Appliquer sur le creux de l'estomac des linges trempés d'eau salée, une poignée de sel de cuisine pour 1 litre d'eau : boisson froide, eau de riz, eau gommée, diète. Immobilité complète, repos de l'esprit et du corps ; bon air dans la chambre.

AVERTISSEMENT RÉITÉRÉ.

Nous renvoyons aux pages placées en tête de ce petit dictionnaire, et comme nous l'avons dit, on ne doit pas se croire autorisé de ces indications incomplètes pour se dispenser d'avoir recours au médecin ou au chirurgien; la plupart des maladies et des accidents simples à leur début, pouvant revêtir un caractère très-grave, si des soins convenables ne sont pas donnés dans le plus bref délai. Soulager est beaucoup, mais guérir est bien davantage.

Sans doute, nous avons travaillé longtemps et consciencieusement, nous nous sommes entouré de toute lumière pour rendre ces pages aussi utiles que possible, pour les dégager de toute erreur, de toute indication et de tout conseil qui pourrait porter le moindre préjudice à la santé et à la vie; mais cela ne veut pas dire qu'avec ce

Manuel-Dictionnaire on n'ait plus besoin ni de médecin ni de chirurgien; au contraire, nous croyons fermement que toute personne qui nous lira, nous aura compris, et sentira que l'homme de l'art est indispensable dans la plupart des affections morbides, des maladies et des accidents qui viennent ébranler et labourer notre pauvre corps, jusqu'à ce qu'il plaise à Dieu, l'arbitre souverain de nos jours, de nous rappeler à Lui.

TABLE GÉNÉRALE DES MATIÈRES.

TABLE SPÉCIALE ALPHABÉTIQUE.

A